国家级药学实验教学(示范)中心实验系列教材

药物化学实验教程

主　编　袁吕江
副主编　陈　力　朱小康

科学出版社
北　京

内容简介

本教程包括药物化学实验的基本知识、基本操作技能、药物化学基础实验、综合实验、设计性实验和附录6部分内容。基本知识和基本操作技能部分介绍了实验安全知识、实验室“三废”处置、常用仪器设备及实验记录和报告要求，强调了基本操作的“规范化”。基础实验部分设计了11个实验，涵盖了药物水解变质、特征反应、合成及光学异构体拆分等内容。综合实验部分编排了13个合成难度相对较大、后处理相对复杂的药物的合成实验。设计性实验部分列出了5个常用药物氯霉素、氟哌酸、盐酸普鲁卡因、硝酸咪康唑和阿昔洛韦的合成实验要求。实验所选药物均为常见药物，涵盖了一般药物合成反应的类型和后处理方法，适合不同层次的教学要求。

本教程可供高等院校相关专业的专科、本科学生使用，也可用作药学、制药工程、化工与制药等专业的培训教材。

图书在版编目(CIP)数据

药物化学实验教程 / 袁吕江主编. —北京：科学出版社，2015.9（2019.7 重印）

国家级药学实验教学（示范）中心实验系列教材

ISBN 978-7-03-045848-3

Ⅰ.①药… Ⅱ.①袁… Ⅲ.①药物化学-实验-教材 Ⅳ.①R914-33

中国版本图书馆 CIP 数据核字（2015）第 230356 号

责任编辑：杨 岭 华宗琪 / 责任校对：宁 倩 贺江艳
责任印制：罗 科 / 封面设计：墨创文化

科学出版社出版

北京东黄城根北街16号
邮政编码：100717
http://www.sciencep.com

成都锦瑞印刷有限责任公司印刷

科学出版社发行 各地新华书店经销

*

2015年10月第 一 版 开本：787×1092 1/16
2019年7月第三次印刷 印张：9 1/2
字数：230 千字

定价：28.00 元

西南大学 国家级药学实验教学（示范）中心
国家级药学虚拟仿真实验教学中心

实验系列教材编委会

《药物化学实验教程》编委会

总　　序

创新是以新思维、新发明和新描述为特征的一种概念化过程，创新是一个民族发展的灵魂，是一个民族进步的不竭动力，提高自主创新能力，建设创新型国家，是国家发展战略的核心，是提高综合国力的关键，创新更是引领发展的第一动力。因此，培养大学生创新能力是21世纪高等教育适应经济社会发展需要，是提高人才培养质量的必然要求，但这也是目前高校人才培养中普遍存在的薄弱环节。实验教学是理论教学的一种延续，既能让学生对课堂上所学知识进行消化和吸收，又能有效地训练学生的实验技能，培养学生的观察能力、实践能力、创新能力、创新精神和科学素养。因此，实验教学作为教学活动的有机组成部分，是培养高素质创新型人才的重要教学环节，其地位无可替代。实验教材则是体现实验内容、教学方法和人才培养思想的载体，是培养高素质创新型人才的重要保证。因此，强化以培养创新能力为目标的实验教材建设，对改革实验教学体系、提高实验教学质量、实现人才培养目标具有重大的作用。

为了加强大学生实践能力和创新能力的培养，西南大学国家级药学实验教学(示范)中心在教学实践中坚持“以学生为本，将知识传授、能力培养和素质提高贯穿于实验教学始终”的指导思想，秉持“实践创新，能力至上”的实验教学理念，按照“能力培养，虚实结合、从基础到专业，从认知训练到创新应用，从学校到社会”的原则建立和完善实验教学体系。中心结合多年开展实践教学的有益经验和实验教学体系，组织长期从事本科实践教学的教师编写本套实验教材，旨在与国内药学领域的专家和兄弟院校交流，分享中心取得的点滴经验和成果，也为药学类专业的实践教学和人才培养提供实践教学指导。为了进一步促进大学生实践创新能力的培养，我们推出了本套药学创新实验系列教材。教材按照实验的基本要求、验证性实验、综合性实验、设计性实验和虚拟仿真实验等层次进行编写。

西南大学国家级药学实验教学(示范)中心(http://etcp.swu.edu.cn/)由真实实验教学和虚拟仿真实验教学组成，是西南大学开展药学类专业及相关专业人才培养、科研服务和文化传承的核心平台之一，她承担着西南大学药学类及相关专业的实验教学及研究任务，并面向社会开放，承担着全国高校、院所和企业的实验技能培训、大学生夏令营和冬令营的实验教学工作。中心自2003年开始建设以来，不断整合校内药学类相关实验教学资源进行建设，于2007年成为西南大学校级药学实验教学示范中心，2009年成为重庆市市级药学实验教学示范中心，2012年经教育部批准为“十二五”国家级药学实验教学(示范)中心。作为实验教学的一个重要补充，西南大学国家级药学虚拟仿真实验教学中心(http://yxxf.swu.edu.cn/)于2014年被教育部批准为全国首批100个虚拟仿真实验教学中心之一，也是全国首批3个药学/中药学虚拟仿真实验教学中心之一。

西南大学实验教学的发展得到了国内外各兄弟院校和同仁的支持与帮助，在此向他们表达诚挚的谢意。同时，也希望在各方的支持与帮助下，中心的实践教学得到更好的发展。

药学创新实验教材编委会

2015 年 2 月于重庆北碚

目　　录

第一章　实验室基本知识

一、实验室规章制度

(1)实验前必须预习实验内容，了解实验原理、实验装置、步骤和操作规程，填写预习报告，无预习报告不得开始实验。

(2)实验前应清点并检查仪器是否完整，装置是否正确，检查合格后方可进行实验。实验时不准做与实验无关的事情，严禁吸烟、吃饭等，不得擅自离开，并应随时注意实验反应情况，仪器是否漏气、破裂等。

(3)药品、仪器都是国家财产，须节约爱护使用，用完公用物品后立即放回原处。不可调换错拿瓶塞，以免污染，仪器要洗刷干净。

(4)易燃性有机溶剂进行回流、蒸馏、减压蒸馏时，不能使用明火直接加热，要放入沸石或一端封死的毛细管，若在加热时发现无沸石则应冷却后再加，以防溶剂暴沸冲出。减压系统应装有安全瓶。加液时应停火或远离火源，一般无漏气开口，冷凝水要通畅。

(5)启封易挥发溶剂存储容器瓶盖时，面部要远离瓶口并慢慢开启瓶盖，以防气体喷至面部。

(6)有毒、具腐蚀性药品应妥善保管，操作后要立即洗手。勿接触五官和创口，以免中毒。含有有毒气体或腐蚀性气体的实验应在通风橱中进行。必要时可戴好防护用具进行工作。

(7)将玻璃管插入塞中时，可在塞孔中涂些水和甘油等润滑剂，用布包住玻璃管使其旋转而入，以防止玻璃管折断而被割伤。

(8)实验台上不放无用的药品、仪器，在实验时要做到水槽、仪器、桌面、地面清洁整齐。

(9)实验结束后严格按照废品的处置及销毁制度处理废弃物，合成的产品(药物)交由实验指导老师处理。

(10)实验结束时，应将门、窗、水、电、煤气关好，将室内打扫干净，清点仪器后方可离去。

二、实验室安全

(一)火灾预防与着火处理

在使用苯、乙醇、乙醚、丙酮等易挥发、易燃烧的有机溶剂时如操作不慎，易引起火灾事故。为了防止事故发生，必须随时注意以下几点：

(1)操作和处理易燃、易爆溶剂时，应远离火源。对易爆炸固体的残渣，必须小心销毁(如用盐酸或硝酸分解金属炔化物)。不要乱丢未熄灭的火柴梗。对于易发生自燃的物质(如加氢反应用的催化剂雷尼镍)及沾有它们的滤纸，不能随意丢弃，以免其作为新的火源而引起火灾。

(2)实验前应仔细检查仪器装置的安装是否正确、稳妥与严密。操作要正确、严格，常压操作时，切勿使系统密闭，否则可能会发生爆炸事故。对沸点低于 80 ℃的液体，一般蒸馏时应采用水浴加热，不能直接用火加热。实验操作中，应防止有机物蒸气泄漏，更不要用敞口装置加热。若要进行除去溶剂的操作，则必须在通风橱里进行。

(3)实验室里不允许储放大量易燃物。

(4)实验中一旦发生火灾，切不可惊慌失措，应保持镇静。首先立即切断室内一切火源和电源，然后根据具体情况正确地进行抢救和灭火。常用的方法有以下几种：

a. 在可燃液体燃着时，应立即拿开着火区域内的一切可燃物质，关闭通风器，防止燃烧扩大。

b. 酒精及其他可溶于水的液体着火时，可用水灭火。

c. 汽油、乙醚、甲苯等有机溶剂着火时，应用石棉布或干砂扑灭。绝不能用水灭火，否则会扩大燃烧面积。

d. 金属钾、钠或锂着火时，绝不能用水、泡沫灭火器、二氧化碳、四氯化碳等灭火，可用干砂、石墨粉扑灭。

e. 电器设备导线等着火时，不能用水及二氧化碳灭火器(泡沫灭火器)灭火，以免触电。应先切断电源，再用二氧化碳或四氯化碳灭火器灭火。

f. 衣服着火时，千万不要奔跑，应立即用石棉布或厚外衣盖熄，或者迅速脱下衣服；火势较大时，应卧地打滚以扑灭火焰。

g. 发现烘箱有异味或冒烟时，应迅速切断电源，使其慢慢降温，并准备好灭火器。千万不要急于打开烘箱门，以免突然通入空气助燃(爆)，引起火灾。

h. 发生火灾时应注意保护现场。较大的着火事故应立即报警。若有伤势较重者，应立即送医院。

i. 熟悉实验室内灭火器材的位置和灭火器的使用方法。

(二)爆炸事故预防

(1)某些化合物容易爆炸，使用时需特别注意。例如，有机化合物中的过氧化物、芳香族多硝基化合物和硝酸酯、干燥的重氮盐、叠氮化物、重金属的炔化物等，均是易爆物品，在使用和操作时应特别注意。含过氧化物的乙醚在蒸馏时有爆炸的危险，事先必须除去过氧化物。若存在过氧化物，可用硫酸亚铁的酸性溶液除去。芳香族多硝基化合物不宜在烘箱内干燥。乙醇和浓硝酸混合在一起时会引起极强烈的爆炸。

(2)仪器装置安装不正确或操作错误，有时会引起爆炸。如果在常压下进行蒸馏或加热回流，仪器必须与大气相通。在蒸馏时要注意添加沸石、玻璃珠等防止暴沸，同时不要将物料蒸干。在减压操作时，不能使用不耐外压的玻璃仪器(如平底烧瓶和锥形瓶等)。

(3)氢气、乙炔、环氧乙烷等气体与空气混合达到一定比例时，会生成爆炸性混合物，遇明火即会爆炸。因此，使用上述物质时必须严禁明火。

(4)对于放热量很大的合成反应，要小心地慢慢滴加物料，并注意冷却，同时要防止因滴液漏斗的活塞漏液而造成事故。

(三)实验室自我防护

1. 中毒预防处理

实验中的许多试剂都是有毒的。有毒物质往往通过呼吸吸入、皮肤渗入、误食等方式导致中毒。处理具有刺激性、恶臭和有毒的化学药品时，如 H_2S、NO_2、Cl_2、Br_2、CO、SO_2、SO_3、HCl、HF、浓硝酸、发烟硫酸、浓盐酸、乙酰氯等，必须在通风橱中进行。通风橱开启后，不要把头伸入橱内，并保持实验室通风良好。

实验中应避免手直接接触化学药品，尤其严禁手直接接触剧毒品。沾在皮肤上的有机物应当立即用大量清水和肥皂洗去，切莫用有机溶剂洗，否则只会加快化学药品渗入皮肤的速度。

溅落在桌面或地面的有机物应及时除去。如不慎损坏水银温度计，撒落在地上的水银应尽量收集起来，并用硫磺粉盖在洒落的地方。

实验所用剧毒物质由各课程组技术负责人负责保管，实验指导老师领取后适量发给使用人员，并将剩余药品回收。实验盛装有毒物质的器皿要贴标签注明，用后及时清洗，经常使用有毒物质进行实验的操作台及水槽要注明，实验后的有毒残渣必须按照实验室规定进行处理，不准乱丢。

在进行有毒物质实验时，若出现咽喉灼痛、嘴唇脱色或发绀、胃部痉挛或恶心呕吐、心悸头晕等症状时，则可能系中毒所致。视中毒原因施以下述急救后，立即送医院治疗，不得延误。

(1)固体或液体毒物中毒：有毒物质尚在嘴里的立即吐掉，用大量水漱口。误食碱者，先饮大量水再喝些牛奶。误食酸者，先喝水，再服 $Mg(OH)_2$乳剂，最后饮些牛奶。不要用催吐药，也不要服用碳酸盐或碳酸氢盐。

(2)重金属盐中毒：喝一杯含有几克 $MgSO_4$ 的水溶液后立即就医。不要服催吐药，以免引起危险或使病情复杂化。

(3)砷和汞化物中毒者，必须紧急就医。

(4)吸入气体或蒸气中毒：立即转移至室外，解开衣领和纽扣，呼吸新鲜空气。对休克者应施以人工呼吸，但不要用口对口法，并立即送医院急救。

(5)对于强酸性腐蚀毒物，先饮大量的水，再服氢氧化铝膏、鸡蛋白；对于强碱性毒物，最好要先饮大量的水，然后服用醋、酸果汁、鸡蛋白。酸或碱中毒都需灌注牛奶，不要服催吐药。

(6)汞容易由呼吸道进入人体，也可以经皮肤直接吸收而引起积累性中毒。严重中毒的征象是口中有金属气味，呼出气体也有气味；流唾液，牙床及嘴唇上有硫化汞的黑色；淋巴腺及唾液腺肿大。若不慎汞中毒时，应送医院急救。急性中毒时，通常用碳粉或催吐药彻底洗胃，或者食入蛋白(如 1 升牛奶加 3 个鸡蛋清)或蓖麻油解毒并催吐。

2. 割伤、烫伤、灼伤的预防与处理

1)玻璃割伤

一般轻伤应及时挤出污血，并用消过毒的镊子取出玻璃碎片，用蒸馏水洗净伤口，

涂上碘酒，再用创可贴或绷带包扎；大伤口应立即用绷带扎紧伤口上部，使伤口停止流血，并立即送医院就诊。

2)烫伤

被火焰、蒸气、红热的玻璃、铁器等烫伤时，应立即用大量水冲洗或浸泡伤口处，从而迅速降温以避免高温灼伤。

对轻微烫伤，可在伤处涂些鱼肝油、烫伤油膏或万花油后包扎。若皮肤起泡(二级灼伤)，不要弄破水泡，以免感染，应用纱布包扎后送医院治疗；若伤处皮肤呈棕色或黑色(三级灼伤)，应用干燥而无菌的消毒纱布轻轻包扎好，并立即送医院治疗。

3. 被酸、碱或酚灼伤

(1)皮肤被酸灼伤要立即用大量流动清水冲洗(皮肤被浓硫酸沾污时切忌先用水冲洗，以免硫酸水合时强烈放热而加重伤势，应先用干抹布吸去浓硫酸，然后用清水冲洗)，彻底冲洗后可用2%～5%的碳酸氢钠溶液或肥皂水进行中和，最后用水冲洗，涂上药品凡士林。

(2)碱液灼伤要立即用大量流动清水冲洗，再用2%醋酸或3%硼酸溶液进一步冲洗，最后用水冲洗，再涂上药品凡士林。

(3)酚灼伤时立即用30%酒精揩洗数遍，再用大量清水冲洗干净后用硫酸钠饱和溶液湿敷4～6 h。由于酚用水冲淡为1∶1或2∶1浓度时，瞬间可使皮肤损伤加重而增加酚吸收，故不可先用水冲洗污染面。

受上述灼伤后，若创面起水泡，均不宜把水泡挑破。重伤者经初步处理后，立即送医务室。

4. 酸液、碱液或其他异物溅入眼中

(1)若酸液溅入眼中，立即用大量水冲洗，再用1%碳酸氢钠溶液冲洗。

(2)若碱液溅入眼中，立即用大量水冲洗，再用1%硼酸溶液冲洗。洗眼时要保持眼皮张开，可由他人帮助翻开眼睑，持续冲洗15 min。重伤者经初步处理后立即送医院治疗。

(3)若木屑、尘粒等异物溅入眼中，可由他人翻开眼睑，用消毒棉签轻轻取出异物，或任其流泪，待异物排出后，再滴入几滴鱼肝油。若玻璃屑进入眼睛内，则是比较危险的，这时要尽量保持平静，绝不可用手揉擦，也不要让别人翻眼睑，尽量不要转动眼球(可任其流泪，有时碎屑会随泪水流出)，用纱布轻轻包住眼睛后，立即将伤者送医院处理。

(四)安全用电

实验中常使用电炉、电热套、磁力加热搅拌器、真空泵、烘箱等电器，使用时，应防止人体与电器导电部分直接接触。不能用湿的手接触电插头或手握湿的物体接触电插头。电热套内严禁滴入水等溶剂，以防止电器短路。

为了防止触电，装置和设备的金属外壳等应连接地线，实验后应先关仪器开关，再将连接电源的插头拔下。检查电器设备是否漏电应该用试电笔，凡是漏电的仪器，一律不能使用。

发生触电时的急救方法：①关闭电源；②用干木棍使导线与触电者分开；③使触电者和土地分离，急救时急救者必须做好防止触电的安全措施，手或脚必须绝缘。必要时进行人工呼吸并送医院救治。

三、实验室“三废”的处置

药物化学实验室的“三废”指药物化学实验教学和科学实验过程中产生的废弃物，包括废气、废液和废渣(固体废弃物)。这些废弃物数量虽然少，但种类多、组成复杂，且浓度高。大多数的废弃物具有易燃性、腐蚀性、毒性及致癌性，若直接排放将严重威胁环境和人类健康。由于目前国家还没有实验室“三废”处置的统一规定和相关标准，各科研单位、高校的实验室执行的是自己的“三废”处置规定。实验室“三废”的处置就是对实验室产生的一般废气、废液、废渣进行回收和综合利用，不能利用的则进行无害化处理，以达到国家规定的排放标准；而特殊的如剧毒、放射性废弃物，则分类收集、妥善保管，交给专门机构处置。

(一)药物化学实验“三废”的处置原则

药物化学实验室和许多化学类实验室一样，产生的“三废”种类多、数量少、浓度高，很难实行集中规模处理，一般采取分散及时处置的方法，包括无害化、分类收集、回收利用或交给专业机构处理。在分散及时处置的过程中，还应该遵循如下原则：①在确知废弃物相当稀少而且安全的情况下，才可以排放；②利用分离手段截留危险物，只排放安全部分；③尽量浓缩废液，使体积变小，然后收集贮存；④有机溶剂尽量回收，不能回收的交给专业机构处置；⑤有毒气体经过吸收装置收集，交专业机构处置；⑥废液需在合适的密闭容器中存放于安全的地方，不能混存。

“三废”收集的一般方法有以下几种：

(1)分类收集法：按废弃物的类别性质和状态不同，分门别类收集。

(2)按量收集法：根据实验过程中排出的废弃物的量的多少或浓度高低予以收集。

(3)相似归类收集法：性质或处理方式、方法等相似的废弃物应收集在一起。

(4)单独收集法：危险废弃物应予以单独收集处理。

实验室的“三废”收集后，必须经过无害化处置才能排放。对于难处理的剧毒废弃物收集后应交由专业部门进行无害化处理。表 1-1 总结了实验室常见“三废”种类及处置方法。

表 1-1　实验室常见废弃物种类及处置方法

废弃物种类		处理方法	备注
汞废物	金属汞洒落	①用滴管、毛笔或在硝酸汞的酸性溶液中浸过的薄铜片、粗铜丝将撒落的汞收集于烧杯中，并用水覆盖；②若撒落的小汞滴难以收集则撒上硫磺粉，喷酸性高锰酸钾溶液 2 h 后清除，或喷 20%三氯化铁溶液待干后清除	
	室内汞蒸气达到 0.01 mg/m^3	碘加热升华，碘蒸气与汞反应生成不挥发的碘化汞吸附在天花板、地板、墙壁和器物表面后再清除	

续表

废弃物种类		处理方法	备注
	汞废液	①硫化物共沉淀法：先将含汞盐的废液的 pH 调至 8～10，然后加入过量的 Na_2S，使其生成 HgS 沉淀；再加入 $FeSO_4$(共沉淀剂)，与过量的 S^{2-} 生成 FeS 沉淀，FeS 将悬浮在水中难以沉淀的 HgS 微粒吸附共沉淀，然后静置、分离，再经离心、过滤，滤液的含汞量可降至 0.05 mg/L 以下。②还原法：用铜屑、铁屑、锌粒、硼氢化钠等作还原剂，可以直接回收金属汞	废液中汞的最高容许排放浓度为 0.05 mg/L (以 Hg 计)
铅、镉废液		①氢氧化物沉淀法：用碱或石灰乳将废液 pH 调至 9，使废液中的 Pb^{2+}、Cd^{2+} 生成 $Pb(OH)_2$ 和 $Cd(OH)_2$ 沉淀，再加入硫酸亚铁作为共沉淀剂，沉淀物可与其他无机物混合进行烧结处理，清液可排放。②离子交换法：与水中其他离子相比，Cd^{2+} 与阳离子交换树脂有更强的结合力，用强酸性阳离子交换树脂处理，可将废水中的 Cd^{2+} 全部除去	镉小于 0.1 mg/L
铬废液	铬酸洗液(废)	在 110～130 ℃下不断搅拌，加热浓缩，除去水分，冷却至室温，边搅拌边缓缓加入高锰酸钾粉末，直至溶液呈深褐色或微紫色(1 L 铬酸洗液中加入约 10 g 高锰酸钾)，加热至有二氧化锰沉淀出现，稍冷，用玻璃砂芯漏斗过滤，除去二氧化锰沉淀后即可使用	
	含铬废液	采用还原剂(如铁粉、锌粉、亚硫酸钠、硫酸亚铁、二氧化硫或水合肼等)，在酸性条件下将 Cr^{6+} 还原为 Cr^{3+}，然后加入碱(如氢氧化钠、氢氧化钙、碳酸钠、石灰等)，调节废液 pH，生成低毒的 $Cr(OH)_3$ 沉淀，分离沉淀，清液可排放。沉淀它用或另外处理	
铜废液	酸性含铜废液	以 $CuSO_4$ 废液和 $CuCl_2$ 废液为常见，一般可采用硫化物沉淀法进行处理(pH 调节至 6 左右)，也可用铁屑还原法回收铜	
	碱性含铜废液	如含铜铵腐蚀废液等，其浓度较低且含有杂质，可采用硫酸亚铁还原法处理，其操作简单、效果较佳	
砷	砷废液	加入氧化钙，使 pH 为 8，生成砷酸钙和亚砷酸钙沉淀，在 Fe^{3+} 存在时共沉淀。或使溶液 pH 大于 10，加入硫化钠，与砷反应生成难溶、低毒的硫化砷沉淀	
	砷气体	利用 5% $KMnO_4$，5% NaOH 溶液吸收	
酚	低浓度废液	低浓度含酚废液中加入次氯酸钠或漂白粉，使酚氧化为水和二氧化碳	
	高浓度废液	用丁酸乙酯萃取，再用少量氢氧化钠溶液反复萃取，调节 pH 后，进行重蒸馏，提纯后使用	
氰	低浓度废液	加入氢氧化钠调节 pH 为 10 以上，再加入高锰酸钾粉末(3%)，使氰化物分解	含氰化物废液不得乱倒或与酸混合，否则生成的挥发性氰化氢气体有剧毒
	高浓度废液	用碱调至 pH 为 10 以上，加入次氯酸钠或漂白粉。经充分搅拌，氰化物分解为二氧化碳和氮气，放置 24 h 后排放	
综合废液		用酸、碱调节废液 pH 为 3～4，加入铁粉，搅拌 30 min，然后用碱调节 pH 为 9 左右，继续搅拌 10 min，加入硫酸铝或碱式氯化铝混凝剂进行混凝沉淀，上清液可直接排放，沉淀以废渣方式处理	

(二)废气的处置

所有产生废气的实验必须备有吸收或处理装置。例如，NO_2、SO_2、Cl_2、H_2S、HF 等可用导管通入碱液中使其大部分被吸收后排出；在反应、加热、蒸馏过程中不能冷凝的气体，在排入通风橱之前，要进行吸收或其他处理，以免污染空气。常用的气体吸附剂有氢氧化钠稀溶液、稀酸、浓硫酸、活性炭、分子筛、水等。

(三)废液的处置

废液是药物化学实验室产生的最多的、种类最复杂的废弃物。废液处置应遵循以下原则：对高浓度废酸、废碱液要经中和至中性时才能排放；对于含少量被测物和其他试剂的高浓度有机溶剂应集中贮存，以便回收再用，低浓度的经处理后排放；贮存时应根据废液性质确定贮存容器和贮存条件；不同种废液一般不允许混合；存放地点应避光、远离热源，以免发生不良化学反应；废液贮存容器必须贴上标签，写明品名、危险级别、收集时间等信息。

在对废液进行简单处置和收集的时候应充分考虑废液的性质，例如，毒性废液和含国家管制的毒品的废液应简单处置后分类收集、集中销毁或交由专业机构处置。在不了解废液性质及处置方式的情况下，不要尝试对废液进行处置。在处置的过程中还要注意：①充分了解处理方法；②皮肤吸收致毒的废液；③有毒气体和爆炸性物质的产生(不能随意混合废液)；④处理废液自身的反应有可能是剧烈的放热反应，存在安全隐患。

下面介绍几种常见的废液处置方法：

(1)废酸(废碱)液处置：可以将废酸废碱液相互中和至中性，中和后用大量水冲洗；氢氧化钠溶液和氨水可以用 6 mol/L 盐酸中和后用水冲洗。

(2)含氰废液：加入氢氧化钠使 pH 达到 10 以上，加入过量的高锰酸钾(3%)溶液，使 CN^- 氧化分解。如氰含量高，可加入过量的次氯酸钙和氢氧化钠溶液。

(3)有机废液的处理：对可以回收利用的溶剂应及时回收，不能回收的交由专业机构处置。做性质实验产生的少量有毒废液，通过加适量的氧化剂氧化后倒入废液桶。

(4)含重金属离子废液的处理：处理重金属离子废液最经济、最有效的方法是加入 Na_2S 或 NaOH，使重金属离子形成难溶性的硫化物或氢氧化物而分离除去。

(四)固体废物处置

原则上药物化学实验过程中产生的废渣不能直接丢弃到环境中，要统一分类收集，交由专业机构处理。

实验室固体废弃物收集原则：①危险物和一般废物分开；②可回收利用的物质和不可回收利用的物质分开；③可燃烧的物质和不可燃烧的物质分开；④收集的废弃物应装在专门的密闭容器中，贴上标签(名称、时间、危险级别)，存放于指定的地方。需要指出的是，药物化学实验室的固体废物中有很大一部分是药物(合成产品)，这部分废物要尽量加以利用，不能利用的则按相关规定销毁。

药物化学实验室还有可能产生的一种特殊的废弃物就是放射性废弃物。这些废弃物往往属于中低水平的放射物，应该收集在专门的容器内并贴上醒目的标识，交由专业机构处理。

四、药物化学实验常用器皿及设备

玻璃的主要成分为硅酸盐，具有化学性质稳定(常温常压下不易与其他物质发生反应)、耐骤冷骤热、透明(便于观察)等优点，因此，药物化学实验室的反应容器、器皿等多为玻璃制品。通常按玻璃中 SiO_2 的含量以及碱金属、碱土金属氧化物的含量不同可分为：①石英玻璃(SiO_2>99.5%)，紫外光和红外光透过性好，常用在光学仪器中，如石英比色皿；②高硅氧玻璃(SiO_2约为96%)，其性质和用途与石英玻璃相似；③钠钙玻璃(SiO_2，Na_2O 15%，CaO 16%)，常用于生产玻璃瓶罐、器皿、玻璃板等；④铅硅酸盐玻璃(主要成分有 SiO_2和 PbO)，其中 PbO 含量高的铅硅酸盐玻璃能阻挡 X 射线和γ射线；⑤铝硅酸盐玻璃(以 SiO_2和 Al_2O_3为主要成分)，软化温度高，常用于高温玻璃温度计、化学燃烧管和玻璃纤维等；⑥硼硅酸盐玻璃(以 SiO_2和 B_2O_3为主要成分)，具有耐燃性好(耐热冲击 $\Delta T>150$ ℃，也称硬质玻璃)、化学性质稳定、光线透过性好等优点；⑦磷酸盐玻璃(以 SiO_2和 P_2O_5为主要成分)，折射率低、色散低，用于光学仪器中。

由于不同玻璃种类在化学组成和性质上差异很大，其用途也不一样，在实验过程中应结合具体的实验来选择适合的玻璃器皿和使用方式。例如，使用玻璃器皿要轻拿轻放；除少数例外(如试管等)，所有玻璃器皿不能直火加热；锥形瓶、平底烧瓶不耐压，不能用于减压系统；厚壁器皿如抽滤瓶不能加热；广口瓶不能贮存有机溶剂；温度计不能超限和当玻璃棒用。

药物化学实验过程中使用到的玻璃器皿及仪器种类繁多，用途和外形各异，且有时还要用到一些特殊的玻璃仪器，为简便起见，通常将其分为普通玻璃仪器和标准磨口玻璃仪器两大类。

(一)普通玻璃器皿

药物化学实验使用的普通玻璃器皿是指不具有标准磨口的玻璃制品，常见的有烧杯、锥形瓶、吸滤瓶、玻璃漏斗、布氏漏斗、分液漏斗、量筒等，如图 1-1 所示。可查阅《实验室玻璃仪器手册》了解其性质和用途。普通玻璃器皿的口径大小不一，在安装时需要用软木塞和橡皮塞连接，特别是在仪器组合时不太方便。

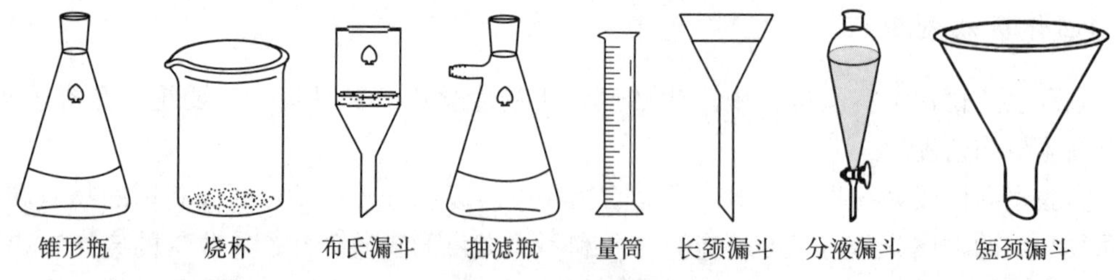

图 1-1 普通玻璃器皿

(二)标准磨口玻璃仪器

在药物的合成制备、分离过程中常使用带标准磨口的仪器，称为标准磨口玻璃仪器，它是具有标准内磨口或标准外磨口的玻璃仪器。常用标准磨口仪器的形状、用途与普通仪器基本相同，只是其具有国际通用的标准磨口和磨塞。这种仪器具有标准化、通用化和系列化的优点，即磨口标号相同，不同仪器的磨口和磨塞可以互配，在仪器组合安装时很方便。标准磨口玻璃仪器是按国际通用标准生产的，依据大端直径的毫米数分为：10、14、19、24、29、34、40、50 八种。也有用两个数字表示磨口大小的，如 10/19 表示大端直径为 10 mm，磨口面长度为 19 mm。相同编号的磨口和磨塞可以紧密连接，不同磨口编号的仪器通过转接头(带标准磨口)来连接，因此可按需选配和组装仪器进行实验，这样可免去配塞和打孔，又能避免软木塞和橡皮塞带来的污染。

使用磨口仪器时，应保持仪器的磨口洁净，不能沾有固体物质，否则磨口不能紧密连接，甚至会损坏磨口；使用后应拆卸洗净，在磨口和磨塞间放一小纸条，以免放置过程中粘连；在有强碱时磨口才涂润滑剂，以防止碱液损坏磨口，一般情况下，磨口无需润滑剂。

常见磨口烧瓶如图 1-2 所示。

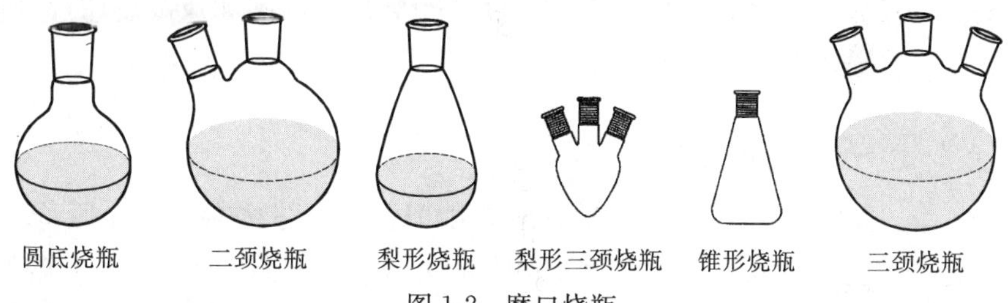

图 1-2 磨口烧瓶

冷凝管和其他常用玻璃器皿分别如图 1-3 和图 1-4 所示。

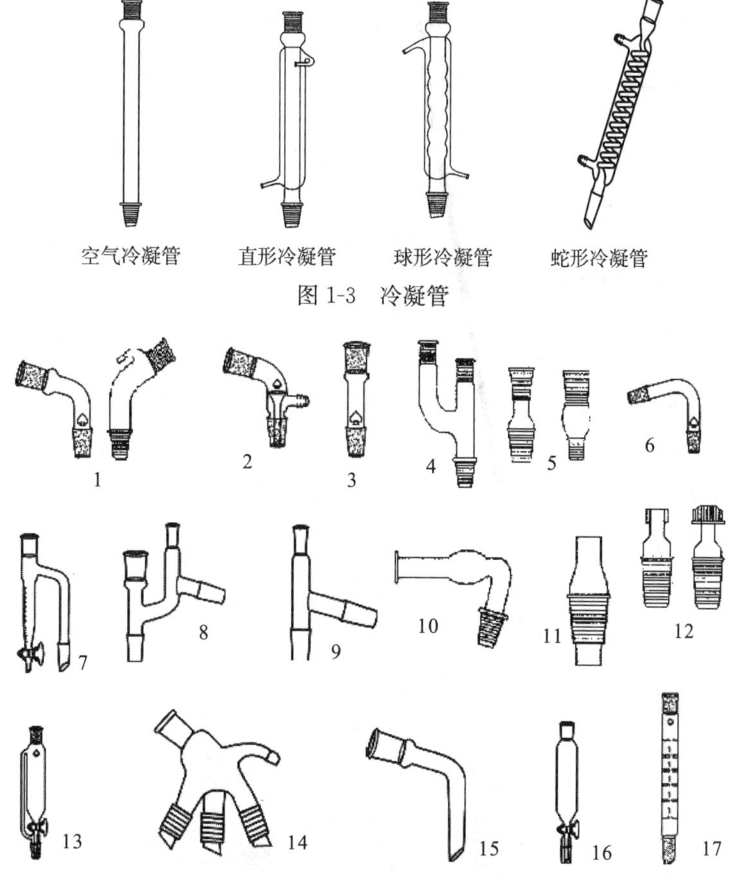

图 1-3 冷凝管

图 1-4 其他常用玻璃器皿

1—弯形接液管；2—真空接液管；3—标准接头；4—二口连接管；5—大小接头；6—弯接头；7—分水器；8—克式蒸馏头；9—蒸馏头；10—弯形干燥管；11—搅拌套管；12—螺口接头；13—恒压滴液漏斗；14—多尾接液管；15—普通接液管；16—长形分液漏斗；17—分馏柱

(三)磁力搅拌器

磁力搅拌器是集恒温、加热(油浴、水浴)和搅拌于一体的，药物化学实验室常用的小型设备。由旋转的磁铁带动搅拌子(玻璃或聚四氟乙烯内封软铁)来实现搅拌，使用时需将搅拌子放入要搅拌的溶液中。磁力搅拌器上有温度和转速控制装置，可根据需要设定温度和转速，设定转速时宜缓慢，不宜太猛。用完后，温度和速度旋钮(控制装置)调回原位，同时注意防潮和防腐。

(四)抽滤(减压过滤)装置

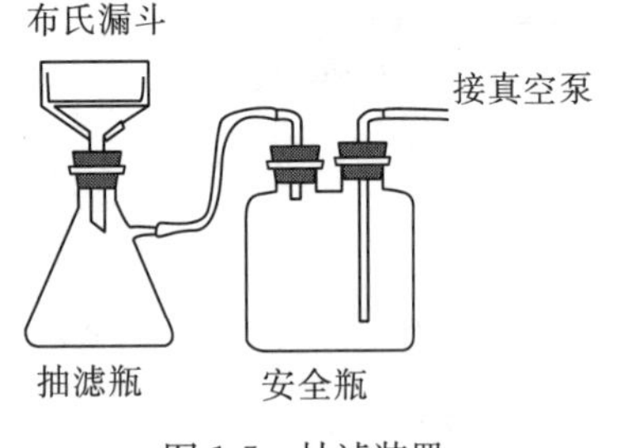

图 1-5 抽滤装置

抽滤装置由布氏漏斗、抽滤瓶、安全瓶(缓冲瓶)和真空泵组成(图 1-5)。实验室过滤用真空泵为微型真空泵，常见的有水循环真空泵和旋片式真空泵。水循环真空泵要保持水箱清洁，使用时更换水箱中的水，结束使用后，放出水箱中的水，以免微生物生长，造成仪器损坏；旋片式真空泵用油作为密封剂，切忌水、有机溶剂进入真空泵，因此，常在抽滤瓶和真空泵间设置一个缓冲瓶。

(五)旋转蒸发仪

旋转蒸发仪是药物化学实验室常见的仪器，主要用于在减压条件下连续蒸馏大量易挥发的溶剂，如溶液浓缩、赶走溶剂等，由蒸馏烧瓶、回流冷凝管、接收瓶和旋转马达及加热恒温装置(油浴、水浴)以及真空泵构成(图 1-6)。真空泵使蒸馏烧瓶处于负压状态，被蒸馏的物质沸点降低，容易挥发；旋转马达带动蒸馏瓶以一定速度旋转，蒸馏溶液在瓶壁形成薄膜，增大蒸发面积，同时热浴温度接近溶剂沸点，使溶剂快速蒸发；热蒸气在冷凝器中快速液化后流入收集瓶，这也对蒸发有加速作用。旋转蒸发仪的优点是能够在温和的条件下对绝大多数样品进行蒸馏，缺点是有些溶剂易产生气泡和发生暴沸，使用时应采取相应的措施，如加入消泡剂和防沸颗粒。尽管旋转蒸发仪为小型设备，操作也简单，但不同厂家的仪器在结构布局上有一定的差异，在使用的时候应仔细阅读该仪器的使用说明书。

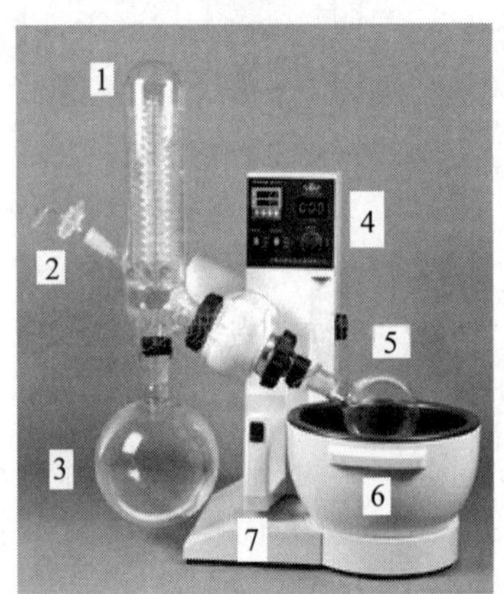

图 1-6 旋转蒸发仪

1—冷凝管；2—减压口(加料口)；3—接液烧瓶；4—操作面板；5—蒸馏烧瓶；6—水浴装置；7—仪器机座

（六）干燥设备

干燥设备又称干燥器和干燥机，通过加热使物料中的湿分(一般指水分或其他可挥发性液体成分)气化逸出，以获得规定含湿量的固体物料。药物化学实验室用于物料干燥的仪器有电热恒温鼓风干燥箱、红外干燥器、药物真空干燥器、冷冻干燥机、喷雾干燥器等。

电热恒温鼓风干燥箱是最常见的干燥设备，其用电为热源，箱体内有热风循环通道，升温快，受热均匀，同时还装有出风管，箱体内异味、有毒溶剂可以通过出风管排放到指定的地方或者收集处理。恒温鼓风干燥箱主要用于玻璃器皿、无腐蚀性且加热不分解的药品等的干燥，挥发性溶剂、易燃、易爆的物品不能用恒温鼓风干燥箱来干燥。电热恒温鼓风干燥箱的温度一般为 100～200 ℃，切忌超限使用，烘干玻璃器皿时先要控干水分。

红外干燥器是利用红外辐射元件所发出的红外线对物料进行直接加热的一种干燥装置，也称辐射加热干燥。它主要用于薄层物料、涂敷液、涂层(薄层板)、玻璃器皿等的干燥，其优点是干燥速度快，缺点是能耗大。

真空干燥器是指在真空下进行物料干燥的设备，由于在真空下物料沸点降低，所以适用于干燥热敏性物料。同时真空干燥器密封性好，适合干燥需回收溶剂和含强烈刺激性、有毒气体的物料。

冷冻干燥是先将物料(溶液)在较低温度下(－10～－50 ℃)冻结成固态，然后在高真空度(1.3～13 Pa)下，将其水分直接升华为气态而除去，冷冻干燥实质是跃过熔点的干燥，也称升华干燥，其设备称为冷冻干燥设备。冷冻干燥特别适合于对热敏感的、含水分的生物样品的干燥。

喷雾干燥器为连续式常压干燥设备的一种，其过程为：物料先被特殊装置喷成雾状，使其与热空气接触，瞬间(一般数秒钟)被干燥。用于干燥热敏性液体、悬浮液、黏滞液体等。喷雾干燥的优点在于干燥速度快，造粒与干燥一起完成，适合热敏物料的干燥。

（七）熔点测定装置和仪器

熔点测试仪是用于测试药物、试剂及其他有机结晶物质的熔点的仪器。熔点是指在大气压下(1 atm)，晶体的物态从固态转变为液态的过程中，固液共存的温度。各种晶体的熔点不同，同一晶体的熔点受压强的影响。熔点是物质的物理性质，纯药物的熔点范围(熔程)在 0.5～1 ℃，如超过这个范围则说明药物不纯或不是目标物。熔点测定使用的仪器比较多，但基本原理都是将样品放在熔点管(毛细管)中，置于设备的一个可控加热腔(室)内，开始缓慢对加热腔(室)升温，同时监测样品的状态，当监测到样品开始熔化，此时的温度即为熔点(初熔点)，初熔点和样品完全融化时的温度(终熔温度)之差为熔程。熔程越小，说明样品越纯，反之则有一定的杂质。因此，测定熔点时记录的数据应该是熔程(初熔和全熔的温度)，如 123～124 ℃，不能记录平均值 123.5 ℃。

测定熔点一般是将样品装入熔点管中，然后在熔点测定装置或熔点测定仪上测定。测定熔点的装置有双浴式熔点测定装置(图 1-7)、提勒(Thiele)管(b 形管)熔点测定装置

(图 1-8)；测定熔点的仪器有显微熔点测定仪和全自动数字熔点测定仪。熔点测定装置的安装、自动熔点测定仪器的构造及使用等在有机化学、药物分析的相关书籍中有详细介绍，在此不作介绍。熔点测定时，影响因素很多，主要有以下几方面：

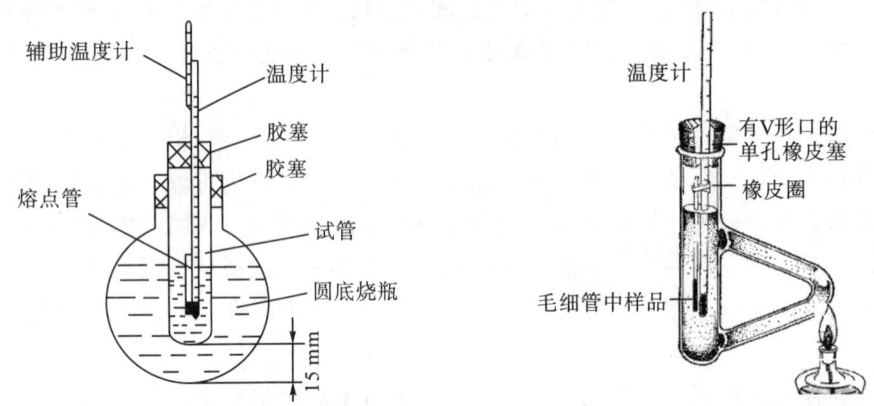

图 1-7 双浴式熔点测定装置　　图 1-8 提勒(Thiele)管(b 形管)熔点测定装置

(1)熔点管本身要干净，若含有灰尘，会产生 4～10 ℃的误差。管壁不能太厚，封口要均匀。千万不能让封口一端发生弯曲或使封口端壁太厚，因此在毛细管封口时，毛细管按垂直于火焰面的方向伸入火焰，且伸入火焰的深度要尽量浅，火焰温度不宜太高，最好用酒精灯断断续续地加热，封口要圆滑，以不漏气为原则(判断方法：将毛细管封口端插入有色水中，无水进入毛细管)。

(2)样品一定要干燥，并要研成细粉末，往毛细管内装样品时，一定要反复墩实，管外样品要用卫生纸擦干净。

(3)用橡皮圈将毛细管缚在温度计旁，并使装样部分和温度计水银球处在同一水平位置，同时要使温度计水银球处于 b 形管两侧管中心部位。

(4)升温速度不宜太快，特别是当温度将要接近该样品的熔点时，升温速度更不能快。升温速度过快时，热传导不充分，将导致所测熔点偏高。

(八)旋光仪

1. 旋光度和比旋光度

平面偏振光通过含有光学活性的化合物(如含有不对称碳原子的化合物)的液体或溶液时会使偏振光的平面向左或向右偏转，即旋光现象，逆时针方向转动称左旋，记为“−”，顺时针方向转动称右旋，记为“+”。旋转的角度为旋光度，单位浓度、单位长度的旋光度为比旋光度，用[α]表示。比旋光度是物质的重要物理常数，可以用来区别药物或进行药物鉴别、杂质检查和含量测定。

$$[\alpha]_D^t = \frac{\alpha}{c \times L}$$

式中，$[\alpha]_D^t$ 为比旋光度；t 为测定时的温度,℃；D 表示钠光(波长λ =589.3 nm)；α 为观测的旋光度；c 为溶液的浓度，g/mL；L 为样品管的长度，dm。

通过测定比旋光度，可以计算化合物的光学纯度(optical purity，OP)。光学纯度定义为测得化合物比旋光度与该化合物纯品在相同条件下的比旋光度的比值，以百分比表示：

$$光学纯度(OP) = \frac{[\alpha]_D^t 观测值}{[\alpha]_D^t 理论值} \times 100\%$$

另外，还可由比旋光度计算出对映体在其混合物中的百分含量。设一对对映体分别为X和Y，它们在混合物中所占的百分含量可按下式计算：

$$X\% = \frac{1 + \frac{[\alpha]_D^t 观测值}{[\alpha]_D^t 理论值}}{2} \times 100\%$$

$$Y\% = 1 - X\%$$

2. 旋光仪的工作原理

测定旋光度的仪器称为旋光计(或旋光仪)，药物研究中要求使用刻度为0.01且经过校正的旋光仪。旋光仪的基本部件为单色光源、起偏镜、测定管、检偏镜、检测器五个部分。旋光仪工作原理：如在起偏镜与检偏镜之间未放入旋光物质，则起偏镜与检偏镜允许通过的偏振光方向相同，在检偏镜后面观察的视野是明亮的；如在起偏镜与检偏镜之间放入旋光物质，则由于物质旋光作用，使原来由起偏镜出来的偏振光方向旋转了一个角度α，结果在检偏镜后面观察时，视野就变得暗一些。若把检偏镜旋转某个角度，使其恢复原来的亮度，这时检偏镜旋转的角度及方向即是被测供试品的旋光度。旋光仪的构造原理及操作见药物分析实验相关章节。

3. 旋光仪的应用

在药物化学实验过程中，旋光仪可以用来鉴别药物或者药物的中间体、检查杂质和测定含量。

具有旋光性的药物，在“性状”项下，一般都收载有“比旋光度”的检验项目。测定比旋光度值可用来鉴别药物或判断药物的纯杂程度。《中华人民共和国药典》(以下简称《中国药典》)要求测定比旋光度的药物很多，如肾上腺素、硫酸奎宁、葡萄糖、丁溴东莨菪碱、头孢噻吩钠等。

具有光学异构体的药物，一般具有相同的理化性质，但其旋光性能不同，一般有左旋体、右旋体和消旋体之分，通过测定药物中杂质的旋光度，可以对药物的纯度进行检查。

具有旋光性的药物，特别是在无其他更好的方法测定其含量时，可采用旋光度法测定。《中国药典》采用旋光度法测定含量的药物有葡萄糖注射液、葡萄糖氯化钠注射液、右旋糖酐氯化钠注射液、右旋糖酐葡萄糖注射液等。

五、实验预习、记录和报告要求

1. 实验预习

学生在实验前应认真预习实验内容。首先明确实验的目的、原理、实验方法及步骤；

然后写出简要的实验步骤提纲；通过查阅相关资料明确原料、产物、副产物的理化性质，记录下重要的理化常数；最后特别注意本实验的关键(思考题)和安全事项。

2. 实验的记录

实验记录必须用记录本，不得用散纸，一人一个实验记录本。实验过程中，要认真操作、仔细观察，随时将得到的数据或观察到的现象记录在实验记录本上，养成记录实验细节的良好习惯。记录必须真实详尽，不得虚假。可按表 1-2 的格式记录实验过程。

表 1-2 实验记录实例

时间(时刻)	操作	结果(现象)
14：30	指导老师讲解	实验目的、装置、步骤等
15：00	整理清洗设备和器皿	有哪些主要器皿和材料
15：10	组装实验装置	装置样式及类型
15：20	称(量)反应物	各称量多少

3. 实验报告

实验完成后应及时撰写实验报告。实验报告的撰写是整个实验训练过程的一个重要环节，通过撰写实验报告，可以培养学生总结归纳的能力，增强判断问题、分析问题和解决问题的能力。实验报告必须写在统一的实验报告书上，内容应包括目的、原理、主要试剂(规格、用量)、实验装置图、实验步骤、结果(现象、产率、物质形态描述及其他实验结果)、讨论等。报告要求真实全面，文字简练，图表数据准确清楚，讨论需结合实验过程和结果认真展开。

第二章　药物化学实验基本操作技能

一、玻璃器皿的洗涤及干燥

(一)实验室常用清洁剂和洗液

药物化学实验室清洗器皿及仪器的清洁剂有日常生活用的洗衣粉、去污粉、洗衣液、洗洁精、肥皂、肥皂液等和化学实验专用的一些洗液。日常用清洁剂主要用于可以直接刷洗的器皿及仪器的洗涤；有机溶剂及洗液用于不便刷洗的和长久不用的以及刷洗不奏效的器皿及仪器的洗涤。使用洗液洗涤是利用洗液本身与污染物起化学反应将污物除去，因此需浸泡一定时间，让其反应充分；而有机溶剂洗涤则是利用其对污染物的溶解去除污染物的，可用超声增加洗涤速度和效果。

常用洗液的配制(组成)、用途及注意事项列于表 2-1。

表 2-1　常用洗液配制(组成)、用途及注意事项

洗液名称	配制(组成)	用途	注意事项
铬酸洗液	有 5%～10%多种浓度。例如，5%铬酸洗液的配制：①100 mL 工业浓硫酸中小心加入 5 g 重铬酸钾粉末，边加边搅拌，冷却后装入细口瓶中；②5 g 重铬酸钾粉末，用 5～10 mL 水溶解，然后小心加入到 100 mL 工业浓硫酸中，冷却装入细口瓶中；③新配制的铬酸洗液呈红色，用至墨绿色即失效，可加入浓硫酸后再用	清洗被有机物严重污染的玻璃器皿和不宜刷洗的器皿，如容量瓶、移液管、滴定管	①被洗器皿需先干燥；②铬酸洗液有毒且含浓硫酸，使用时须注意；③用后倒回原瓶，反复使用至墨绿色
碱性高锰酸钾洗液	①4 g 高锰酸钾($KMnO_4$)加少量水溶解后，再加入 10% NaOH 100 mL；②4 g $KMnO_4$ 溶于 80 mL 水中，加 50% NaOH 到 100 mL；③4 g $KMnO_4$ 溶于少量水中，再加 10 g NaOH，用水溶解定容到 100 mL	洗涤有油污的器皿	洗涤后的器皿如残留 MnO_2 可用盐酸和草酸洗；对玻璃有腐蚀性
碘－碘化钾洗液	1 g 碘和 2 g 碘化钾，用水溶解并定容到 100 mL	洗涤硝酸银褐色沾污物	
碱性乙醇	12 g NaOH，用 95%乙醇溶解并定容到 100 mL	洗涤油脂或有机物污染的器皿	对玻璃有腐蚀性，洗涤时间不宜长；防止烧伤和着火
硝酸乙醇溶液	使用时现配，如滴定管中先加入 3 mL 乙醇，然后沿管壁加入 4 mL 浓硝酸，让洗液在滴定管中保留一段时间	洗涤油脂或有机物污染的酸式滴定管	防止烧伤
盐酸乙醇溶液	2 体积乙醇加 1 体积盐酸混匀	洗涤被有颜色的有机物污染的比色皿	注意防火
草酸洗液	5～10 g 草酸溶于 100 mL 水中，加少量盐酸即得	洗涤 MnO_2 污迹	必要时可加热使用
纯碱洗液	①10%以上 NaOH 溶液；②10%以上 KOH 溶液；③10%以上 Na_2CO_3 溶液	浸泡或浸煮玻璃器皿	洗液在器皿中最好不要超过 20 min，以免损坏玻璃制品

续表

洗液名称	配制(组成)	用途	注意事项
纯酸、纯碱洗液	浓盐酸、浓硝酸、浓硫酸等；10%以上的 KOH 或 NaOH 或 Na_2CO_3	根据污染物的性质使用，可以浸泡、浸煮等	防止浓酸烧伤；碱液对玻璃有腐蚀性
有机溶剂	如丙酮、乙醚、乙醇、二甲苯等	洗涤脂溶性染料、油漆等	有机溶剂易挥发，宜在通风橱中使用

(二)玻璃器皿的洗涤

在药物合成过程中，器皿的污染会干扰反应进程，影响反应速度，增加副产物的生成，造成分离纯化难度大，最终影响收率甚至遏制反应而得不到产品；在药物鉴定分析过程中，很微量的污染物都会造成错误的结果。因此，器皿及仪器必须清洁，即使非常微量的污染物也要洗涤除去。一般根据不同的器皿及仪器和污染物质种类，采用不同的洗涤方法，常用的方法有以下几种。

1. 刷洗

针对一些可以刷洗的器皿如烧杯、锥形瓶、表面皿、试管、研钵等，先用自来水刷洗，然后用毛刷蘸取洗衣粉(去污粉)，加少许水刷洗，随后用自来水冲洗干净。控干水分后，用蒸馏水冲洗三次。

2. 溶剂浸洗

如果用洗衣粉、洗衣液等不能刷洗干净，又知道污染物溶于某种有机溶剂时，可选合适的回收溶剂或工业用溶剂如乙醇、丙酮、石油醚、三氯甲烷、二甲苯等适量浸泡、振荡洗去；如振荡不能洗净，可装上冷凝管煮沸回流；或密闭浸泡较长时间，或超声浸泡后用毛刷刷洗。使用后的溶剂需倒入回收瓶，不得倒入水槽或废液缸，以免污染环境和发生安全事故。控干溶剂后，用自来水把残留在器皿上的溶剂冲洗干净，接着用蒸馏水冲洗三次。

3. 洗液浸洗

如有机溶剂浸洗无效，则可考虑用洗液浸洗。洗液种类很多，一般根据污染物的性质和各种洗液的用途来选取。药物化学实验中，常用的洗液为铬酸洗液，其具有强酸性和强氧化性，能洗去大多数污渍，如有机物、金属氧化物(锈迹)等。使用洗液的洗涤方式和使用有机溶剂相似，可以浸泡、温洗、超声等。大多数洗液具有强酸、强碱性，或强氧化性及腐蚀性，使用时注意不要让其接触皮肤、衣物。使用后的洗液应放回原容器中，下次再用，不得将洗液倒入水槽及废液缸中。控干洗液的器皿，用自来水把残留的洗液冲洗干净后，再用蒸馏水冲洗三次。

4. 超声波清洗

超声波清洗是在超声清洗机上完成的。超声波清洗是利用超声波在液体中的空化作用及直进流作用使液体和污物直接、间接地作用，使污物层被分散、乳化、剥离而达到清洗目的。因此，不便刷洗的小器皿、精密器皿等可以在水(清洁剂)、有机溶剂、洗液等清洗介质中，在超声机上完成清洗。在使用水清洗时，可将水、清洁剂直接加在超声清洗机的洗槽中，然后把要清洗的器皿放入水中，启动机器开始清洗；如果使用有机溶剂或者洗液，则先在超声机洗槽中放入清水，另将要洗涤的器皿放入一适当容器(如烧杯)中，然后在此容器中加有机溶剂或洗液至器皿被淹没，再将此盛有有机溶剂或洗液及器皿的容器放在超声清洗机洗槽的水中，注意洗槽中的水不能进入盛有有机溶剂和洗液的容器中。

5. 针对性洗涤

针对性洗涤是指清楚地知道污染物的种类和性质的时候，直接有针对性地用某种洗涤方法或选取某种溶剂、洗液来洗涤。如装硝酸银的器皿产生的褐色斑点，可直接用碘－碘化钾洗液洗除；MnO_2可用草酸洗去；酸性污物用强碱性洗液洗去；碱性污物用强酸性洗液洗去等。

实验室器皿及仪器洗涤方式很多，无论采用何种方式洗涤，都应注意：①洗净后的玻璃器皿在用自来水冲洗的时候，应不结水珠，水均匀地挂在器皿的壁上(水膜)，否则就没有清洗干净；②凡是用自来水和洗衣粉、洗衣液能洗干净的，就不用其他方法，而一旦用了其他方法，如使用了有机溶剂、洗液等，最后都要用自来水把残留的洗液冲洗干净；③如污物太多，则先把污物清除后再清洗；④每次实验完后，器皿应及时清洗。

(三)玻璃器皿的干燥

玻璃器皿及仪器清洗后往往需要干燥，因为水能干扰许多有机反应的正常进行，甚至在水的存在下不发生反应。器皿及仪器的干燥一般根据干燥器皿的数量、要求干燥的程度及是否急用而采用不同的方法。

1. 晾干

实验结束后将所用器皿及仪器洗净，开口向下挂置，在空气中自然晾干，下次实验直接取用，这种干燥方法干燥的器皿可满足大多数药化实验的要求。如配备了玻璃器皿的气流干燥设备，将洗净的器皿挂置在该设备上通热气进行干燥的速度较快。

2. 吹干

对急用的一两个玻璃器皿，可洗净后用乙醇润湿器皿，用电吹风吹干，如件数多，可用气流烘干设备干燥。

3. 烘干

大量的玻璃器皿一般用烘箱(包括红外烘箱、电热鼓风干燥箱)烘干。烘干仪器的时候，仪器上的橡皮塞、软木塞、滴管的橡皮头等不可放入烘箱中；磨口设备的活塞、磨塞应取下，烘干后再装配；容器开口向上，便于水蒸气溢出；慢烘温度可设低，快烘温度可设高，但最好不超过 105 ℃。

二、药物化学实验常用装置及其装配

(一)药物化学实验常见装置

药物化学实验常用多个仪器组合在一起形成一个相对复杂的装置来完成实验，常见装置有简单蒸馏、减压蒸馏、水蒸气蒸馏、回流反应装置、滴加回流搅拌反应装置、反应蒸馏装置等，如图 2-1～图 2-5 所示。

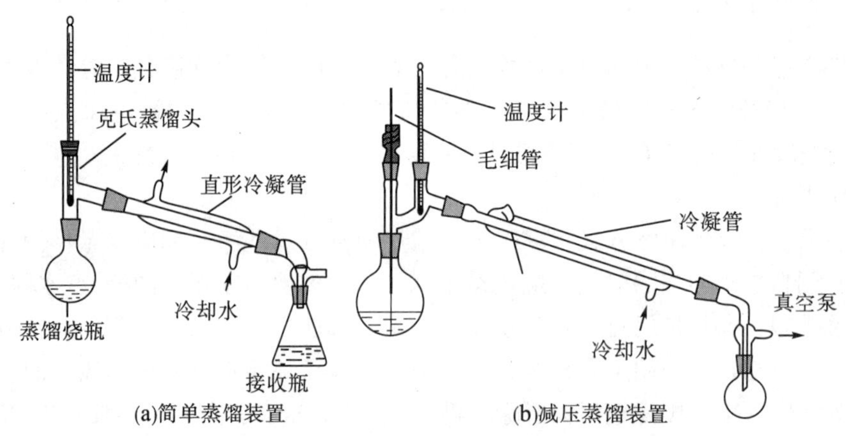

图 2-1 简单蒸馏和减压蒸馏装置示意图

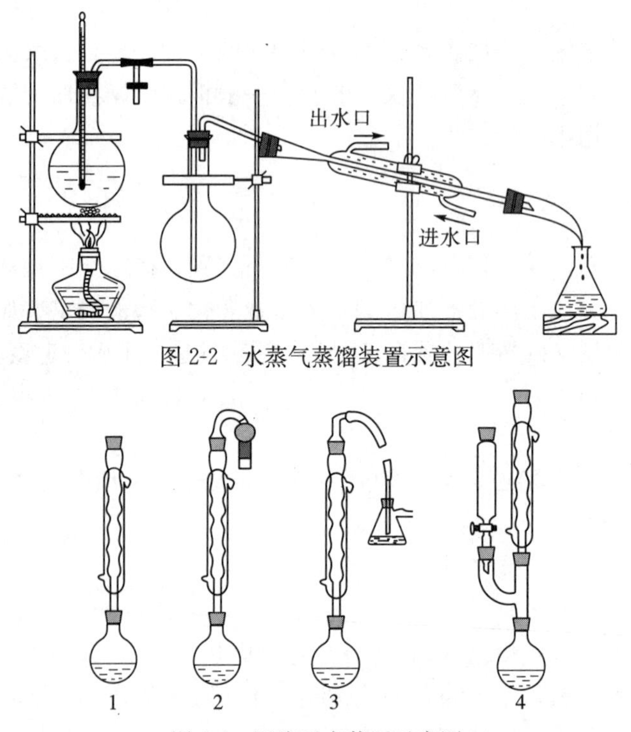

图 2-2 水蒸气蒸馏装置示意图

图 2-3 回流反应装置示意图

1—简单回流装置；2—带干燥管的回流装置；3—带尾气吸收的回流装置；4—滴加回流反应装置

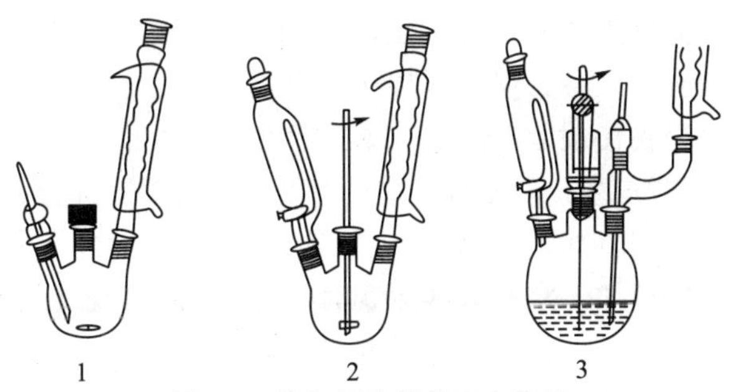

图 2-4　滴加回流搅拌反应装置

1—磁力搅拌(装有温度计)；2—滴加回流机械搅拌(无温度计)；3—滴加回流机械搅拌(装温度计)

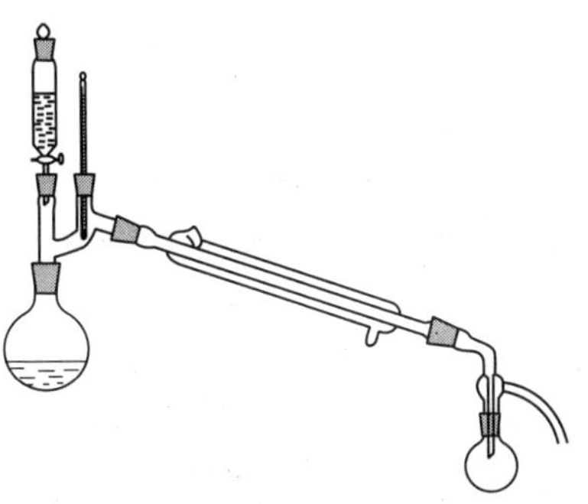

图 2-5　反应蒸馏(出)装置

药物的某一成分如果易挥发，或欲直接去除反应液中的某溶剂，可用蒸馏装置来实现。蒸馏装置有简单蒸馏、水蒸气蒸馏和减压蒸馏。如果反应液或某溶剂不宜直接加热，多采用水蒸气蒸馏；如被蒸馏的组分沸点稍高，则采用减压蒸馏。蒸馏的时候使用直形冷凝管，回流的时候用球形或蛇形冷凝管。

在室温下有些反应很慢或很难发生反应，需要加温至溶剂或反应物的沸点附近或在沸腾状态保持较长时间来加快反应，这时就需要用到回流反应装置。有些反应很剧烈，反应物不宜一次加完，则需要用带滴液漏斗的回流反应装置，一边反应一边滴加反应物，以控制反应速度；为了让反应物充分接触，在做合成反应时都需要搅拌，最常用的搅拌有磁力搅拌和机械搅拌，磁力搅拌靠搅拌子的转动来带动反应液流动，适合于反应物和产物的黏度较小的反应，否则需在多口瓶的一个口接入机械搅拌器的搅拌臂，即使用机械搅拌。还有些反应属于可逆反应，而产物又能蒸馏出去，为加快正反应，常用蒸馏反应装置，一边反应一边蒸去产物，如乙酸乙酯的合成就是使用的边反应边蒸出产物的装置，称反应蒸馏装置。在回流反应装置中，如果需要防潮，常在冷凝管的末端接上一个干燥管，以免空气中的水分回流到反应液中。

(二)常用装置的装配

(1)药化实验装置装配的原则：安装的时候从左到右，从下到上一个一个固定好；拆卸的时候则反过来，从右到左，从上到下一个一个取下。

(2)在实验装置装配的时候，仪器及磨口、磨塞必须干燥干净。多口烧瓶的大小应该是使反应液体积占其体积的 1/3～1/2，最多不超过 2/3 为宜。

(3)首先将烧瓶固定在加热装置上方(反应要加热)合适的高度，然后按装配原则一件一件固定装配，大件均需用夹子夹紧并固定，不能太松，也不能太紧。金属夹子不能直接与玻璃直接接触，需套橡皮套、垫上石棉布或缠石棉绳。若为受热的仪器，夹子应夹在受热少的部位，如烧瓶夹住偏上口部位，冷凝管夹住中间部位。

(4)非磨口仪器需要橡皮塞、软木塞、玻璃管及橡皮管等来连接。橡皮塞和软木塞往往需要打孔，打孔时应根据将插入的器件(玻璃管、温度计)的大小来确定孔的大小，使器件能插入又能密封。器件插入塞孔或橡皮管时，可先用水或者甘油湿润器件要插入的一端，然后一手握塞子，一手捏住器件靠近塞子的部位，慢慢旋转插入。如果手捏的部位距塞子较远，或者捏在玻璃管弯曲部位，插入时玻璃管容易折断而导致伤手。从塞孔中(及橡皮管中)拔出玻璃管、温度计等应遵循同样的规则。

(三)气体吸收装置

药物化学实验中产生的废气对环境和人体多有危害，一般不容许直接排放，要经过吸收和无害化处理后才能丢弃。通常的做法是将有毒废气通入气体吸收塔[图 2-6(a)]或者将气体导入吸附液中[图 2-6(b)]。不同的气体使用的吸附剂和吸附液是不一样的，根据气体的种类，查阅相关书籍或本实验指导书“实验室三废的处置”的内容来确定。

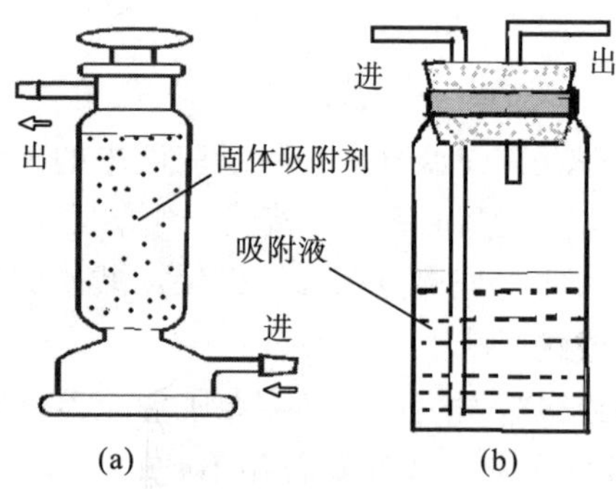

图 2-6 气体吸收装置

三、加热和冷却

(一)加热

药物合成涉及的化学反应需要加热，一般温度升高 10 ℃，反应速度提高一倍，在分离、提纯中保温、浓缩、溶解、升华、蒸馏等也需要加热。实验室加热装置有酒精灯、电炉、电加热套、液化气(天然气)炉、燃气灯、油浴、水浴、电磁炉、电热板等，加热方式要根据具体情况确定。酒精灯、燃气灯、液化气炉等属于明火加热设备，使用时要特别注意。所有玻璃器皿都不能直火加热，需垫上石棉网或者通过水浴、油浴加热。易挥发、易燃化学品不能用明火加热，必须用油浴或者水浴在回流装置中加热。

1. 直火加热

在试管中加热少量物质时，可以用酒精灯、燃气灯等进行直火加热，除此之外只有在玻璃加工时才可以直接明火加热。

2. 石棉网加热

石棉网加热是指在明火设备上，如酒精灯、燃气灯、电炉、燃气炉等的明火上垫上石棉网，将加热器皿放在石棉网上进行加热的方式，这样不仅扩大了加热面积且被加热器皿受热均匀。玻璃器皿在使用这类明火加热时，均需在火焰与受热器皿间隔上石棉网。如果被加热的物质不易挥发、不易燃烧，可用酒精灯、电炉等垫上石棉网进行加热，如在烧杯、锥形瓶中加热水，可直接放在石棉网上加热。如果要加热的物质易燃，则不宜用石棉网加热。

3. 水浴加热

水浴加热用于只需加热到 80 ℃以下的情况。水浴加热用专门的水浴锅，加热时需盖上锅盖，以免水浴的水快速蒸发；只有在加热的物质很少的情况下，可以用烧杯装上水代替水浴锅，在电炉的石棉网上加热，被加热的物质装在小烧瓶中浸入烧杯的水中，但不能接触烧杯的底部。长时间加热后水浴锅内的水减少，需补充温度相近的热水；加热时还要注意水浴锅产生的冷凝水不要流入加热的容器中。凡涉及金属钠、钾的反应都不宜用水浴加热。

4. 油浴加热

凡是要加热的温度需超过 80 ℃时，则采用油浴加热。油浴能达到的温度与所用油的种类有关，石蜡和液体石蜡可达 220 ℃，硅油、真空泵油可达 250 ℃，甘油和邻苯二甲酸二丁酯可达 160 ℃。在接近油的高限温度使用时间过久时，油虽然稳定，但挥发性加大，有燃烧的危险。

油浴的使用方法和水浴相似，但油的膨胀系数大，不宜加得太满，以免温度升高的时候溢出，导致污染台面或引起燃烧。若油中混入水分，受热后会暴溅，因此，锅装入油之前需干燥，操作时注意水不能混入油浴中，以免暴溅造成伤害。

5. 沙浴加热

在金属盘内装入细沙，将要加热的器皿埋入沙中进行加热的方式称沙浴加热。由于沙的传热不好，容器底部的沙层宜薄，以便传热，四周宜厚，以便保温。沙浴加热的温度可达 350 ℃，且无污染。

6. 电热套加热

电热套是玻璃纤维缠绕电热丝做成“窝”状的加热器，热效率高，不见明火，使用安全。电加热套的加热温度由可调变压器控制，一般使用温度控制在 400 ℃以下。电加热套的容积应与烧瓶的大小匹配，当用于蒸馏或者减压蒸馏时，随着蒸馏的进行，烧瓶内物质逐渐减少，瓶壁会过热导致蒸馏物被烤焦而影响蒸馏结果，这时需注意温度的控制。

(二)冷却

冷却是指热物体的温度降低而不发生相变化的过程，药物合成、分离及提纯过程中常常选取一些冷却剂来降低温度，即冷却操作。例如，某反应为大量放热反应，需降低温度控制反应速度确保安全；反应中间体高温下不稳定，需在低温下反应；通过降低温度来降低物质溶解度，有利于从介质中结晶等。药物化学实验中涉及的冷却操作一般是将液体或固体盛于适当的容器中，再将该容器浸于冷却剂或冷的环境中，通过容器壁的传热作用实现冷却，只有在特殊情况下才将冷却剂直接加入被冷却的物质或溶液中。实验室可用的冷却剂和冷却方式很多，一般是根据实验的要求和可操作性来选择适当的冷却剂。

1. 冰水冷却

最简单也最常用的冷却剂是水和碎冰的混合物，温度在 0～5 ℃，与容器接触充分，比单纯的冰块冷却效能高。可用冰水在容器壁外循环流动，也可直接把反应容器浸在冰和水的混合物中。如反应条件容许，也可把冰块投入反应液中，但这种情况比较少。

2. 冰盐冷却

如若在冰水中加入适量盐类，则冰－盐水混合物的温度可在零度以下，如食盐和碎冰(33∶100)混合物的温度可低至－21.3 ℃，但实际中一般为－5～－18 ℃。冰盐浴不宜用大块冰，而且要按照比例将食盐均匀撒在碎冰中。冰－盐混合物的质量比及最低温度见表 2-2。

表 2-2 冰-盐混合物质量比及最低温度

盐的名称	盐质量/g	冰质量/g	最低温度/℃
氯化钠	33	100	－18
溴化钠	66	100	－28
硝酸钠	50	100	－17.8
氯化铵	25	100	－15
硝酸铵	45	100	－16.8
六水氯化钙	100	246	－9
	100	123	－21.5
	100	100	－29
	100	70	－55
	100	81	－40.3

3. 干冰或干冰与有机溶剂的冷却

干冰与有机溶剂如甲醇、乙醇、丙酮、乙醚和氯仿等混合，冷却温度可从 15 ℃降至－100 ℃，混合时会猛烈起泡。这类冷却剂应保存在广口保温瓶(杜瓦瓶)中或其他绝热效果好的容器中，以保持其冷却效果。干冰有机溶剂混合冷却浴及最低温度见表 2-3。

表 2-3　干冰有机溶剂混合冷却浴及最低温度

冷却浴	温度/℃	冷却浴	温度/℃
对二甲苯/干冰	13	间甲苯胺/干冰	−32
1，4-二氧六环/干冰	12	乙腈/干冰	−41
环己烷/干冰	6	正辛烷/干冰	−56
苯/干冰	5	异丙醚/干冰	−60
甲酰胺/干冰	2	丙酮/干冰	−77
乙二醇/干冰	−10.5	吡啶/干冰	−42
环庚烷/干冰	−12	丙胺/干冰	−83
四氯化碳/干冰	−22.8	乙醚/干冰	−100

4. 液氮冷却

液氮和干冰是两种非常方便的冷却剂，其中液氮最低温度可达−196 ℃(77 K)。液氮和不同的有机溶剂组合可以调配所需温度的低温浴浆。在清洁的杜瓦瓶中加入纯的有机溶剂，用量不超过容积的 3/4，在通风良好的条件下缓慢加入新取液氮，并用结实的搅拌棒快速搅拌，最后得到稠度大的冷浆浴。一些用于与液体制备低温浴的有机溶剂以及其冷浴浆最低温度见表 2-4。需注意的是，当温度低于−38 ℃时(水银会凝固)，需使用装有有机液体的低温温度计来测量温度。

表 2-4　部分有机物与液氮组成的低温浴浆及最低温度

化合物	冷浆浴温度/℃	化合物	冷浆浴温度/℃
乙酸乙酯/液氮	−83.6	正丁醇/液氮	−89
丙二酸乙酯/液氮	−51.5	己烷/液氮	−94
对异戊烷/液氮	−160.0	丙酮/液氮	−94.6
乙酸甲酯/液氮	−98.0	甲醇/液氮	−98
乙酸乙烯酯/液氮	−100.2	环己烷/液氮	−104
乙酸正丁酯/液氮	−77.0	乙醇/液氮	−116

5. 冷却设备冷却

用于冷却操作的设备，一般是具有某种功能的组件与制冷机相连，如实验室最常用的冰箱(冰柜)，此外还有低温浴槽。低温浴槽实质就是一个开口向上的小冰箱，槽中装工作液(一般为酒精，冰点−117 ℃)，制冷机冷却酒精到需要的温度，质量较好的设备温度可控，误差不超过±2 ℃。可直接在槽中进行冷却操作，如将反应瓶浸在工作液中；也可接外循环泵，将工作液进行循环，这种工作液循环的设备也叫冷却循环浴，冷却循环浴可与多种需要冷却的装置连用。

四、干燥

干燥是常用的除去固体(器皿、试剂、产品)、液体、气体中少量水分或者有机物的方法。例如，许多有机合成反应需在无水条件下进行，涉及的原料、溶剂和仪器均需干燥；进行波谱分析、定性定量以及物理常数测定时，往往也要预先干燥。

干燥的方法有物理方法和化学方法。物理方法有晾干、烘干、吸附、蒸馏、共沸蒸馏和冷冻干燥等，也有用离子交换树脂和分子筛进行干燥操作的。化学法是利用干燥剂与水发生化学反应来除去水分的，如 $CaCl_2$ 吸收水分后生成含水的复合物，金属 Na 能除去水分是由于其与水可反应生成 NaOH 和氢气。干燥剂与水分的反应多为可逆反应，需要一定的时间达到反应平衡，一般在 2 h 以上；干燥剂达到饱和后，不再吸收水分，因此使用干燥剂干燥时需注意干燥剂的用量。

(一)气体干燥

药物化学实验中要使用到 N_2、O_2、H_2、Cl_2、NH_3、CO_2 等，这些气体中可能含有很少量的水，因此，需要对这些气体进行干燥。干燥气体的仪器有干燥塔、干燥管、U形管及各种洗气瓶(装液体干燥剂)。常见的气体干燥剂列于表 2-5 中。

表 2-5 常用气体干燥剂

干燥剂	可干燥气体
CaO、碱石灰、NaOH、KOH	NH_3 类
无水 $CaCl_2$	H_2、HCl、CO_2、CO、SO_2、N_2、O_2、低级烷烃、醚、烯烃、卤代烃
浓 H_2SO_4	H_2、N_2、HCl、CO_2、Cl_2、烷烃
$CaBr_2$、$ZnBr_2$	HBr

(二)液体的干燥

液体的干燥通常是在被干燥的液体中放入干燥剂，故要求干燥剂与被干燥的液体间不发生化学反应，包括溶解、络合、缔合和催化等作用。干燥剂在吸附水分的同时，也会吸附少量有机化合物，因此，会造成被干燥的化合物收率降低。不同的干燥剂的性质、吸水量及适合干燥的有机化合物是不一样的，常用的干燥液体有机化合物的干燥剂见表 2-6。

表 2-6 常用的液体有机化合物干燥剂

干燥剂	酸碱性	适用有机物	干燥效果
H_2SO_4(浓)	强酸性	饱和烃、卤代烃	吸湿性较强
P_2O_5	酸性	烃、醚、卤代烃	吸湿性很强，吸收后需蒸馏分离
Na	强碱性	烃、醚、酯、叔胺	干燥效果好，但速度慢
Na_2O，CaO	碱性	醇、胺、醚	效率高作用慢，干燥后需蒸馏分离
KOH，NaOH	强碱性	醇、醚、胺、杂环	吸湿性强，快速有效
K_2CO_3	碱性	醇、酮、胺、酯、腈	吸湿性一般，速度较慢
$CaCl_2$	中性	烃、卤代烃、酮、醚、硝基化合物	吸水量大，作用快，效率不高
$CaSO_4$	中性	烷、醇、醚、醛、酮、芳香烃	吸水量小，作用快，效率高
Na_2SO_4	中性	烃、醚、卤代烃、醇、酚、醛、酮、酯、胺、酸	吸水量大，作用慢，效率低，但价格便宜
$MgSO_4$	中性	同 Na_2SO_4	较 Na_2SO_4 作用快，效率高
2A 分子筛	—	各类化合物	快速有效吸附水分，并可再生使用

(三)固体物质干燥

固体有机化合物的干燥主要是为了除去固体物质中少量的溶剂，如水、乙醇、甲醇、石油醚、乙酸乙酯等。一般情况下，固体的挥发比溶剂难得多，因此，固体干燥时常采用挥发和吸附的方法，如晾干、烘干(电热烘箱、红外烘箱)、冻干和干燥器中干燥(普通、真空及真空恒温干燥器)。

五、萃取

(一)萃取的原理

萃取是利用物质在两种互不相溶(或微溶)的溶剂中溶解度或分配系数的不同，使物质从一种溶剂转移到另外一种溶剂中，经过反复多次转移，将绝大部分的化合物提取出来。萃取属于物理过程。

在一定温度下，该化合物与此两种溶剂不发生分解、电解、缔合和溶剂化等作用时，此化合物在两液层中的比值是一个定值，即分配系数。在温度不变的情况下，不论所加物质的量是多少，分配系数都为常数。分配系数 K 的定义为

$$c_A/c_B = K$$

式中，c_A、c_B 分别表示一种物质在两种互不相溶的溶剂中的浓度。

不同的物质在结构上存在差异，从而有不同的分配系数，用萃取操作能把它们分别萃取出来。药物化学实验中，常用萃取方法来提取、分离、纯化某些物质，如从固体或液体混合物中分离有用的物质。从液体混合物中分离有用的物质，通常在分液漏斗中完成；从固体混合物中分离某物质，常在索氏抽提器中完成。要把所需要的溶质从溶液中完全萃取出来，通常需重复萃取多次，一般萃取三次。利用分配系数公式(分配定律)，可以计算出每次萃取的和剩余的物质的量。

(二)萃取的操作方法

1. 准备

选择较萃取剂和被萃取溶液总体积大一倍以上的分液漏斗。检查分液漏斗的磨口和磨塞是否匹配，下口活塞可以涂上润滑剂(凡士林)，上口不涂；在分液漏斗中装入一定量的水，振荡，看两个活塞处是否漏水，确保不漏水后才能使用。

2. 加料

将被萃取溶液和萃取剂分别由分液漏斗的上口倒入，塞好塞子，漏斗内的液体总量不能超过容积的 1/2。必要时，可用漏斗加料。

萃取剂的选择除了要求萃取剂、被萃取物和被萃液之间不发生化学反应外，还要考虑它们的溶解特性，即萃取剂在被萃取溶液中要不溶或者溶解度很小，被萃取物在萃取剂中的溶解度要大。例如，从水中萃取有机物时，要求萃取剂在水中不溶或溶解度很小，

而被萃取物在萃取剂中的溶解度要比其在水中的溶解度大，此外，萃取剂不和水及被萃取物发生化学反应；萃取完成后，萃取剂容易除去。一般水溶性较小的物质可用石油醚萃取；水溶性较大的可用苯或乙醚萃取；水溶性大的用乙酸乙酯萃取效果好。常用的萃取剂有：乙醚、苯、四氯化碳、氯仿、石油醚、二氯甲烷、二氯乙烷、正丁醇、乙酸乙酯等。使用这些有机溶剂时，需注意防火。

3. 振荡

用右手握住分液漏斗口上颈，食指压住塞子；左手握在漏斗活塞处，拇指紧压活塞(旋塞)；将分液漏斗放平，使漏斗的上口略低，用力振荡，或将分液漏斗反复倒转并振荡，使两相液层充分接触混合；然后将分液漏斗回复到立正位置，左手握在分液漏斗中部，打开上口的放气孔排气，或保持振荡时的持握姿势不变，将漏斗旋塞端向上倾斜使液体离开旋塞端，左手食指和拇指小心打开旋塞排气。从旋塞端排气时，不要将排气端指向其他实验者，且旋活塞的动作要慢。经过反复多次振荡、排气后，将分液漏斗放在铁架台的铁圈上，下端放一烧杯，静置分层。

4. 静置分层

将分液漏斗放在铁架台的铁圈上，静置。目的是使不稳定的乳浊液分层。一般情况需静置 10 min 左右，较难分层者需更长时间静置，液体分为清晰的两层。

在萃取时，如溶液中含有表面活性物质(蛋白质、长链脂肪酸)和碱性物质时，常常会产生乳化现象，使分层困难。破坏乳化的方法有：①静置较长时间；②轻轻地旋摇漏斗，加速分层；③若因两种溶剂(水与有机溶剂)部分互溶而发生乳化，可以加入少量电解质(如氯化钠)，利用盐析作用加速分层，同时还可减少有机物在水中的溶解度；④若因两相密度差异小而发生乳化，也可以加入电解质或饱和食盐水，以增大水相的密度；⑤若遇到有机碱或弱酸，可在溶液中加入酸或碱；⑥滴加数滴醇类化合物改变表面张力；⑦过滤除去轻质固体物质，加热(小心防火)破乳。

5. 分液

漏斗下放一承接容器，如烧杯、锥形瓶。打开分液漏斗上口的磨口塞或使塞上的凹槽与磨口颈上的小孔对准；当漏斗内液体明显分层后，打开下端旋塞，使下层液体慢慢流入承受器里。下层液体流尽后，关闭旋塞。上层液体从漏斗上口倒入另一容器里。

六、重结晶

(一)重结晶原理

固体有机物在溶剂中的溶解度与温度有密切关系。一般是温度升高溶解度增大。若把固体溶解在热的溶剂中达到饱和，冷却时即由于溶解度降低，溶液过饱和而析出结晶。

利用溶剂对被提纯物质及杂质的溶解度不同，可以使被提纯的物质从过饱和溶液中析出，而让杂质全部或大部分留在溶液中(或被过滤除去)，从而达到提纯目的，重结晶适用于产品与杂质性质差别较大、产品中杂质含量小于5%的体系。

(二)重结晶的一般步骤

重结晶一般从选择溶剂开始，经过配制热过饱和溶液、过滤、冷却析晶、过滤收获晶体等过程，需要时，还要用活性炭脱色。

1. 溶剂的选择

理想的重结晶溶剂应满足：①不与被提纯物质发生化学反应；②对被提纯物质在较高温度时溶解度大，较低温度时溶解度小；③对杂质溶解度大，不宜结晶而留在母液中，或对杂质溶解度极小，不溶于热溶剂中而被过滤除去；④沸点低，容易挥发；⑤能形成良好的晶体、价廉易得、毒性低等。

选择溶剂的具体方法：取0.1 g样品于合适试管中，滴加1 mL某溶剂，振荡，加热(微热)，观察溶解状况，如能在室温或加热条件下全部溶解，说明溶剂对该物质溶解度大，不适合重结晶；若在加热到沸腾状态时还不溶解，可小心补加溶剂，每次0.5 mL，当溶剂添加至4 mL，在沸腾状态时还溶解不完全，则说明溶剂对该物质的溶解度太小，也不适合重结晶。反之，如0.1 g样品能溶解在1～4 mL沸腾的溶剂中，且冷却后自行析出较多晶体，则此溶剂适合。如有多种溶剂适合，可对收率、毒性及操作难易进行比较，选择最优的溶剂。

有时在重结晶时，需使用混合溶剂。混合溶剂的选择有两种方法：①固定配比法，即将两种溶剂(良好溶剂和不良溶剂)按比例混合，然后按照单一溶剂实验方法选择；②随机配比法，即先将样品溶于沸腾的良好溶剂中，热滤除去不溶性杂质，然后逐滴加入热的不良溶剂至出现浑浊，振摇浑浊不消失。再加入少量良好溶剂，使溶液变澄清，放置冷却析出晶体。

常用重结晶单一溶剂的物理常数见表2-7。

表2-7　常用重结晶单一溶剂的物理常数

溶剂	沸点/℃	熔点/℃	闪点/℃	相对密度	与水混溶性	易燃性
水	100	0		1.00	+	−
甲醇	64.96	−97	11	0.79	+	++
乙醇(95%)	78.4	−114.3	13	0.80	+	++
乙腈	80.8	−45.7	6	0.78	+	++
冰醋酸	118.1	16.7	40	1.05	+	+
丙酮	56.5	−94.9	−20	0.79	+	+++
乙醚	34.51	−112.6	−45	0.71	−	++++
石油醚	30～60	<−70	<−20	0.64	−	++++
乙酸乙酯	77.06	−83	−4	0.90	−	+++
苯	80.5	5.5	−11	0.88	−	++++

续表

溶剂	沸点/℃	熔点/℃	闪点/℃	相对密度	与水混溶性	易燃性
甲苯	110.6	−95.0	4.4	0.87	−	+++
四氢呋喃	66	−108.4	−17	0.89	+	++++
氯仿(三氯甲烷)	61.7	−63.5		1.48	−	−
四氯化碳	76.7	−22.9		1.59	−	−
异丙醇	82.4	−88.5	12	0.79	+	+++
环己烷	80.8	6.5	−16.5	0.78	−	++++
二氧六环	101.3	11.8	12	1.03	+	+++
二氯甲烷	40.8	−95.1		1.34	微溶	−

注：−表示不溶或不燃；+表示可溶或可燃；++表示易燃；+++表示易燃易爆；++++表示极易燃易爆。

常用的混合溶剂包括水−乙醇、甲醇−水、水−丙酮、水−乙酸、乙醚−丙酮、甲醇−乙醚、石油醚−苯、甲醇−二氯乙烷、氯仿−醇、吡啶−水、石油醚−丙酮、氯仿−醚、苯−乙醇、石油醚−乙醚等。

2. 热溶液的配制

热溶液的配制也称溶样，有用水和有机溶剂溶解样品两种情况。

如果用水为溶剂配制热溶液，可用电炉加热，在烧杯中进行。

用有机溶剂配制热溶液时，需使用回流装置。将样品称量、置于圆底烧瓶中，加入比需要量略少的有机溶剂，连接装置，开冷凝水，加热，观察样品溶解状况。若到沸腾时还不溶解，可分次从冷凝管顶端往烧瓶中滴加溶剂，直到样品完全溶解。如溶液完全澄清透明，可进行析晶；如有不溶性杂质，则需多加 20%的溶剂，继续加热至沸腾，然后热过滤；如有颜色或树脂状物质，则需多加 20%溶剂后进行脱色操作。

3. 脱色

待溶液稍冷，取下回流冷凝管，根据有色物质的多少，加入样品质量 1%~5%的脱色剂，通常为活性炭或按溶液体积的 0.1%~0.5%加入活性炭(沸腾状态下不能加入脱色剂，否则易暴沸甚至起火)。脱色剂加入后，轻轻振摇烧瓶或加入搅拌子磁力搅拌使脱色剂与溶液充分接触。连接装置，加热至沸腾保持几分钟后，趁热过滤。煮沸时间太长，溶质吸附增加，脱色效果反而不好。如一次脱色效果不好，可重复多次。用水作溶剂的时候，可直接用玻璃棒搅拌。

4. 热滤

重结晶的热溶液是过饱和溶液，需要进行热过滤。通常热过滤方法有常压热过滤和减压热过滤两种。常压热过滤也称重力过滤，使用短颈或无颈漏斗，漏斗、滤纸需事先在烘箱中温热，最好是使用保温漏斗在保温状态下过滤。减压热过滤即抽滤，最大优点是过滤速度快，固液分离彻底；缺点是挥发溶剂易被抽走，滤液瓶中出现结晶以及操作不当时，活性炭等颗粒物质穿过滤纸进入滤液瓶。将热溶液趁热抽滤，以除去不溶的杂质，得到热溶液。

5. 冷却结晶

处理好的热溶液在室温下慢慢冷却，溶质溶解度变小，会部分析出，此过程称为冷却结晶或析晶。冷却结晶的关键是控制冷却的速度来得到大小合适的晶体。冷却速度太快，如冷水急剧降温形成的晶体非常细小甚至溶质以沉淀析出，小颗粒晶体表面积大导致吸附的母液多，往往夹带杂质也多，而沉淀也直接包裹杂质；如降温太慢，形成晶体太大，太大的晶体中包藏母液的可能性大。通常控制降温速度使晶体在数十分钟或数十小时析出为宜，而并非数分钟或数天，析出的晶粒大小在 1.5 mm 为宜。通常将热溶液置于室温，让其自然慢慢冷却，或置于热水浴中，让其随热水一起慢慢冷却。

杂质的存在会影响晶核的形成和生长，某些时候溶液虽是过饱和状态，但就是不析出晶体。在这种情况下，可以用玻璃棒摩擦结晶瓶内壁或投入少量晶种，帮助形成晶核；如没有晶种，可用玻璃棒蘸少许溶液使溶剂挥发后可作为晶种，然后将玻璃棒伸入溶液中搅拌；实在难以结晶的可在冰箱中放置较长时间来结晶。

有时溶液冷却后，析出的不是晶体而是油状物，这种油状物含有太多的溶剂，最好重新选择结晶溶剂。

6. 晶体的滤集和洗涤

将晶体从母液中分离一般采用抽滤的方法。抽滤时要尽量将母液抽尽，为此可用不锈钢铲或玻璃棒把晶体压实，如有大块晶体时要研碎。为了除去晶体表面的母液，可用少量新鲜溶剂洗涤，一般洗涤 2～3 次即可。

重结晶得到的晶体需要充分干燥以除去少量溶剂。根据样品的吸湿性及溶剂的挥发性来决定采用何种干燥方法。若产品不易吸水，溶剂又易挥发，可在空气中让溶剂自然挥发干燥(晾干)。不易挥发的溶剂，可根据产品的性质(熔点、吸湿)分别采用烘箱、红外干燥或者减压干燥等适合的方式。干燥好的样品立即测定熔点，根据熔点的结果判断是否再次进行重结晶。滤出结晶，必要时用适宜的溶剂洗涤晶体。

(三)重结晶操作的注意事项

(1)在溶样或热溶液配制过程中要严格遵守实验室安全操作规程。

(2)为了定量地评价结晶和重结晶操作，以及便于重复，固体和溶剂都应予以称量和计量。为了使结晶和重结晶收率高，溶剂要尽量地少。

(3)在使用混合溶剂进行结晶和重结晶时，最好将欲纯化的化学试剂溶于少量溶解度较大的溶剂中，然后趁热慢慢地分小份加入溶解度较小的第二种溶剂，直到它触及溶液的部位有沉淀生成但旋即又溶解为止。如果溶液的总体积太小，则可多加一些溶解度大的溶剂，然后重复以上操作。有时也可用相反的程序，将欲纯化的化学试剂悬浮于溶解度小的溶剂中，慢慢加入溶解度大的溶剂，直至溶解，然后再滴入少许溶解度小的溶剂加以冷却。

(4)加入脱色剂之前要先将溶剂稍微冷却，因为加入的脱色剂可能会自动引发原先抑制的沸腾，从而发生激烈的、爆炸性的暴沸。活性炭内含有大量的空气，故能产生泡沫。

加入活性炭后可煮沸 5～10 min，然后趁热抽滤去除活性炭。在非极性溶剂，如苯、石油醚中活性炭脱色效果不好，可试用其他办法，如用氧化铝吸附脱色等。

(5)欲纯化的化学试剂为有机试剂时，形成过饱和溶液的倾向很大，要避免这种现象，可加入同种试剂或类质同晶物的晶种。用玻璃棒摩擦器壁也能形成晶核，此后晶体即沿此核心生长。

(6)结晶的速度有时很慢，冷溶液的结晶有时要数小时才能完全。在某些情况下数星期或数月后还会有晶体继续析出，所以不应过早将母液弃去。

(7)为了降低欲纯化试剂在溶液中的溶解度，以便析出更多的结晶，提高产率，往往对溶液采取冷冻的方法。可以放入冰箱中或用冰、混合冷却剂冷却。

(8)母液中常含有一定数量的所需要的物质，要注意回收。如将溶剂除去一部分后再使其冷却结晶析出，通常其纯度不如第一次析出来的晶体。若经纯度检查不合要求，可用新鲜溶剂结晶，直至符合纯度要求为止。

七、薄层及柱色谱分离技术

色谱分离技术亦称层析技术，是目前分离混合物最简便有效的方法。早在 1903 年，俄国植物学家 Tsweet 将植物色素石油醚提取物倒入装有固体碳酸钙($CaCO_3$)粉末的玻璃管中，然后用石油醚连续冲洗，结果装有碳酸钙的玻璃管中出现了不同颜色的色带，即植物色素混合物在随石油醚一道流过碳酸钙的过程中实现了不同颜色物质的分离。1905 年，Tsweet 发文称这种分离方法为色谱分离法，也即层析分离技术；今天色谱分离技术与各种检测手段的高度集成产生了一系列分离、分析复杂混合物的仪器，例如，气相色谱、液相色谱、超临界流体色谱以及毛细管电泳(毛细管电色谱)等仪器在生命科学、材料科学、环境科学以及药学等领域被广泛应用。各国药典中收载了很多使用色谱分离(分析)方法对药物进行定性检查、含量测定、杂质分析的方法。

(一)色谱分离技术的原理

色谱法是利用不同性质的物质在互不相容的两相中分配系数、吸附与解吸附或其他性质的不同而实现分离的，其中一相为固定相(stationary phase)，可以是液体和固体，另一相为流动相(mobile phase)，可以是气体或液体。固定相不动，流动相携带被分离物质做连续穿过固定相的相对运动，在此过程中被分离物质在两相间进行反复多次的分配，而不同的物质由于分配系数的差异，导致它们随流动相移动的速度不一样(差速迁移)，即在相同时间内移动的距离不同，最终实现分离。因此，分配系数的差异是色谱分离的先决条件。通常一个物质通过固定相会完成多达数千甚至数万次的分配平衡，在此过程中能够将分配系数差异放大，这也是色谱分离系统分离能力强的原因。

由于色谱法的固定相和流动相种类比较多，其形式和机制也多种多样，但根据操作方法(固定相性状)可以分为两大类，即柱色谱和平面色谱。柱色谱是将固定相做成柱装，如经典柱色谱、气相色谱、高效液相色谱等；平面色谱是将固定相做成薄的平板，如薄层色谱和纸色谱。在药物化学实验过程中常用各种柱色谱和薄层色谱来进行分离纯化、反应进程监测、杂质检查等工作，下面简要介绍经典柱色谱和薄层色谱的常用固定相、流动相及操作方法。

（二）柱色谱和薄层色谱常用固定相

薄层色谱将适宜的固定相涂在支持物（玻璃片、铝箔及塑料片）上成均匀的薄层，样品点在薄层的一端，然后流动相（展开剂）靠毛细管力沿点样端穿过固定相来实现分离；经典柱色谱则是将固定相装于柱管中，流动相（洗脱液）靠重力穿过固定相（图 2-7）。由此可见，二者在机制上并无本质上的不同，只是操作形式不同而已。因此，凡是柱色谱用的固定相都可以用于薄层色谱，但薄层色谱要求的颗粒相对较小、粒度范围更窄。柱色谱和薄层色谱固定相颗粒在 10～40 μm。为了得到稳固的薄层，薄层色谱用的吸附剂（固定相）以 5%～20%的煅石膏或者淀粉作为黏合剂，柱色谱用吸附剂中一般不加黏合剂。加入煅石膏的吸附剂用字母“G”标注，不含黏合剂的用字母“H”标注，如硅胶 G、氧化铝 G 和硅藻土 G 则表示这些吸附剂中均含煅石膏。此外，薄层色谱固定相中也加入荧光物质，后缀字母“F”表示，如硅胶 GF254，表明该硅胶含煅石膏，且在 254 nm 紫外光下显荧光，纤维素 F369 表示该纤维素在 369 nm 光下显现荧光。柱色谱用吸附剂一般不含荧光物质。柱色谱和薄层色谱常用固定相及适宜分离的物质见表 2-8。

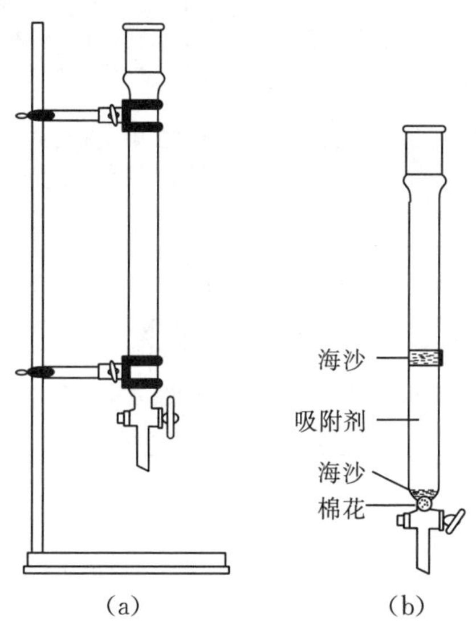

图 2-7　柱色谱装置

(a)柱管固定方法；(b)装有固定相的柱子结构

表 2-8　常用固定相及适宜分离的对象

固定相	分离机制	应用范围	注意
活性炭	非极性吸附剂，在水溶液中吸附力强，在有机溶剂中吸附力弱，属于吸附色谱	主要分离水溶性成分，如氨基酸、糖类或某些甙等	柱色谱一般用颗粒活性炭，用前经稀盐酸、乙醇、水洗涤，80 ℃干燥
硅藻土	多孔，比表面积大，吸附力弱	常作分配色谱的载体或掺入硅胶中增加分离效果	
羟基磷灰石	$Ca_5(PO_4)_3OH_2$，简称 HA，具有阴离子和阳离子吸附位点，吸附容量高，稳定性好，在 $T<85$ ℃，pH=5.5～10.0 时均可使用	纯化蛋白质、酶、核酸、病毒和用于其他生物样品的分离	

续表

固定相	分离机制	应用范围	注意
硅胶	$SiO_2 \cdot xH_2O$ 是一种酸性吸附剂，有弱碱性阳离子交换能力	微酸性，适用于分离酸性和中性物质，如有机酸、氨基酸、甾体等，天然产物中大多数物质用硅胶分离	不宜分离碱性物质
酸性氧化铝	氧化铝用稀硝酸或稀盐酸处理得到的产物，不仅中和了氧化铝中含有的碱性杂质，并使氧化铝颗粒表面带有 NO_3^- 或 Cl^- 的阴离子，从而具有离子交换剂的性质	(pH=4～5)适合于分离酸性化合物	通常于 400 ℃高温下加热 6 h，使氧化铝的含水量在 0%～3%，可得到Ⅰ级或Ⅱ级氧化铝，但温度过高也会破坏氧化铝的内部结构
中性氧化铝	碱性氧化铝除去碱性杂质而得	中性氧化铝(pH=7)适合于分离生物碱、挥发油、萜类、甾体及在酸、碱中不稳定的苷类、酯类等化合物	不适用于酸性成分的分离
碱性氧化铝	混有碳酸钠等而显碱性	碱性氧化铝(pH=9～10)适合于分离碱性化合物，如生物碱	可能会与醛、酮、酯、内酯等类型的化合物发生次级反应
纤维素	纤维素吸附水分子层为固定相，属于分配色谱	氨基酸、羧酸、碳氢化合物	
聚酰胺	含有大量酰胺基团，其羰基可与含羟基的物质形成氢键，其亚氨基又可与硝基化合物或醌类形成氢键，而产生吸附作用	极性物质如黄酮、酚类、醌类、硝基化合物、氨基酸及其衍生物、核酸类物质等	
大孔吸附树脂	一类高分子吸附树脂，不含交换基团，具有发达的孔网结构和较大的比表面积	物理吸附，从溶液中选择性地吸附有机物	
各种凝胶	凝胶过滤，按分子大小分离	适用于不同相对分子质量的各种物质的分离，特别是生物大分子的分离	
离子交换剂	阴离子交换剂，阳离子交换剂等	氨基酸、多肽、蛋白质、糖类、核苷酸和有机酸等	
各种键合固定相	在支持物上键合不同的功能基团	由功能基团决定	
手性固定相	属于配体交换色谱	拆分对映体	

(三)柱色谱操作

柱色谱法又称柱层析法，既可以用比较复杂的装置，也可以用简单的设备。用一根适宜的柱子、一个洗脱装置、一个流量控制装置(蠕动泵)、一个紫外检测仪和一个部分收集器就可以构成最基本的柱色谱分离装置。柱色谱根据使用的固定相不同又分为吸附色谱、分配色谱、离子交换色谱、亲和色谱以及手性色谱等，不同的柱色谱在操作上有不同的要求，但都要经过装柱、加样、洗脱、收集、赶溶剂、鉴别等步骤。下面以氧化铝吸附柱色谱为例，介绍柱色谱操作的一般过程。

1. 装柱

选玻璃空柱管一支洗净、晾干水分备用。取一小团脱脂棉或玻璃棉放置在柱管下端收缩处，用玻璃棒轻轻压实，然后在棉花上撒一层石英砂，厚度 1～2 mm。向柱管中装入少量 95%乙醇，轻摇柱管，让石英砂面平整。将柱管竖直固定在铁架台上，下面放一承接液体的容器，转动活塞开关，要求转动正常且不漏液。关闭活塞，向柱中倒入 95% 乙醇至柱高的 1/4 处，打开活塞、控制流速为 1～2 滴/秒，将称量的氧化铝从柱管上口慢慢倒入柱中(可用漏斗)，氧化铝在乙醇溶液中均匀下沉。也可用乙醇将称量的氧化铝调成混悬液，然后慢慢倒入柱管中。其间可用橡皮塞、洗耳球等软物体轻轻敲打柱的下端，使装填紧密。当装柱到 3/4 时，在上面加一小圆滤纸片，然后加一层石英砂(1～2 mm)，操作时一直保持上述流速，注意不能使液面低于氧化铝的上层。

2. 加样

当溶液刚好流至石英砂面时，立即沿柱壁加入 1 mL 样品溶液，滴管吸取少量溶剂洗涤柱壁，当样品溶液与石英砂面平齐时(样品进入氧化铝层)，加入 95%乙醇洗脱。

3. 洗脱

用 95%乙醇洗脱，控制流速如前，整个过程都保持洗脱剂液面不低于吸附剂界面。

4. 收集

如果样品是有颜色的，可根据不同颜色的色带来收集。如果样品没有颜色，按体积来收集，初次实验可确定每 1 mL 收集一管。

5. 薄层鉴定

收集液在相同条件下进行薄层鉴定，斑点相同的管合并。纯度高的管合并后，赶走溶剂可进行结构鉴定。

6. 结构鉴定

用红外、紫外、核磁共振波谱、质谱等技术进行结构鉴定或确证。如有参照品，可进行对照试验。

(四)薄层色谱操作

薄层色谱操作流程如图 2-8 所示。

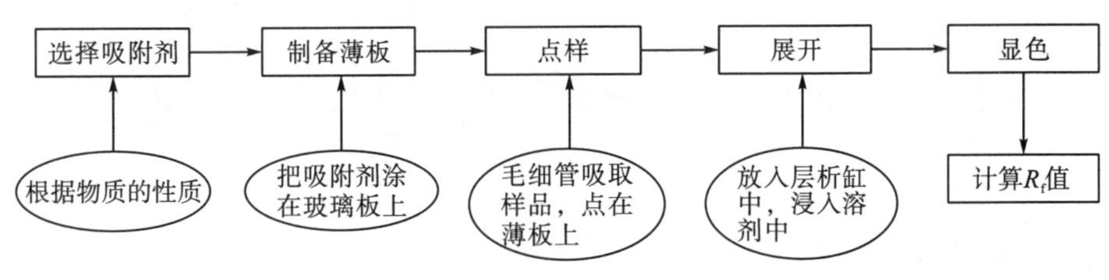

图 2-8　薄层色谱操作流程图

1. 吸附剂选择

薄层色谱吸附剂选择主要考虑吸附剂颗粒大小、性质与应用范围。最常用的有硅胶 G、硅胶 GF、硅胶 H、硅胶 HF254，其次有硅藻土、硅藻土 G、氧化铝、氧化铝 G、微晶纤维素、微晶纤维素 F254 等。其颗粒大小，一般要求直径为 10～40 μm。

2. 薄板制备

目前薄层色谱多用商品薄板，也可按以下方法自制。取薄层用固定相适量，用适量羧甲基纤维素钠水溶液(0.5%～0.7%)调成糊状，均匀涂布于玻璃板上；根据吸附剂颗粒大小，薄层厚度控制在 0.25～2 mm，颗粒小薄层可以较薄；将涂布好的薄层板置于室温晾干后，放在烘箱内加热活化，活化条件根据需要而定。硅胶板一般在烘箱中渐渐升温，维持 105～110 ℃活化 30 min。氧化铝板在 200 ℃烘 4 h可得到活性为Ⅱ级的薄板，在 150～160 ℃烘 4 h可得活性为Ⅲ～Ⅳ级的薄板。活化后的薄层板放在干燥器内保存待用。

3. 点样

点样有自动点样器和手动毛细管点样，样品数量少时一般用毛细管点样。在距薄板一端 1.5～2.0 cm 处用铅笔轻轻画线作为点样线(画线不能损坏薄板面)，用毛细管吸取样品溶液点于线上适当位置。点样为圆点，直径不超过 2 mm，点间距离 1.5～2 cm。

除另有规定外，用点样器点样于薄层板上，一般为圆点，不超过 2 mm，点间距离为 1.5～2.0 cm，点间距离可视斑点扩散情况以不影响检出为宜。点样时必须注意勿损伤薄层表面。

4. 展开

薄层色谱的展开需要在密闭容器中进行。为使溶剂蒸气迅速达到平衡，可在展开槽内衬一滤纸。在层析缸中加入配好的展开溶剂，使其高度不超过 1 cm。将点好的薄层板小心放入层析缸中，点样一端朝下，浸入展开剂中，但点样线不能浸入到展开剂液面下。盖好瓶盖，展开剂前沿上升到一定高度时取出，尽快在板上标上展开剂前沿位置。晾干，观察斑点位置，计算 R_f 值。

5. 显色

被分离物质如果是有色组分，展开后薄层色谱板上即呈现出有色斑点。

如果化合物本身无色，则可用碘蒸气熏的方法显色。还可使用腐蚀性的显色剂如浓硫酸、浓盐酸和浓磷酸等。

在紫外光下观察含有荧光剂的薄层板，展开后的有机化合物在亮的荧光背景上呈暗色斑点。

八、光学异构体的制备

人的左、右手互为实物与镜像(图 2-9)，但是彼此不能重合，这种特征在自然界的其他物质中也广泛存在。因此人们将一种物质不能与其镜像重合的特征称为手性(chirality)。具有这种特征的分子称为手性分子。含有一个手性碳原子的物质有且仅有两种构型，它们是两种不同的分子，互为实体和镜像，但是不能重合。这种互为实体和镜像但又不能够重合的手性分子互称为对映体(enantiomer)。它们在非手性环境中的性质基本上是相同的，但是在手性环境中它们的性质是不相同的。例如，与手性试剂的反应或在手性催化剂、手性溶剂中的反应速率是不相同的。

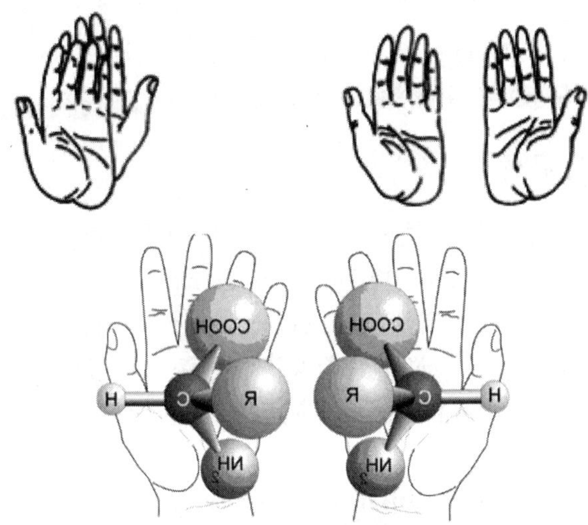

图 2-9　实物与镜像的关系

生物体内的酶和各种底物都是有手性的，所以对映体的生理活性往往有很大的差异。例如，在“反应停”事件中，酞胺哌啶酮的(+)-异构体(图 2-10)是一种有效的止吐药，而(−)-异构体则具有严重的致畸作用，这一化合物曾以外消旋体形式出售，引起了灾难性的后果。值得注意的是，即使使用光学纯的(+)-异构体，也不是完全安全的，因为研究证实在生理环境中该异构体会通过烯醇形式发生外消旋化。又如，左旋尼古丁的毒性比右旋尼古丁的毒性大很多，左旋氯霉素有疗效，而右旋氯霉素就没有疗效。

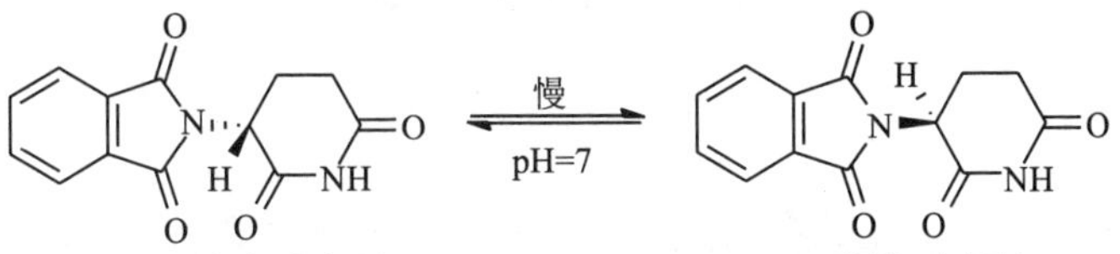

(+)-酞胺哌啶酮　慢 ⇌ pH=7　(−)-酞胺哌啶酮

图 2-10　酞胺哌啶酮两种光学异构体互变示意图

在一些调味剂的例子中，两种对映异构体可能会有完全不同的味道。例如，(*R*)-苧烯有橘子香味，而(*S*)-苧烯为柠檬味；(*R*)-香芹酮是薄荷味，而(*S*)-香芹酮具有芫荽香味。产生这些不同感觉的原因在于舌头上的受体是手性的，与调味剂作用形成了非对映异构的相关配合物，从而导致不同的信息传递至大脑。图 2-11 给出了几种光学异构体的分子结构。

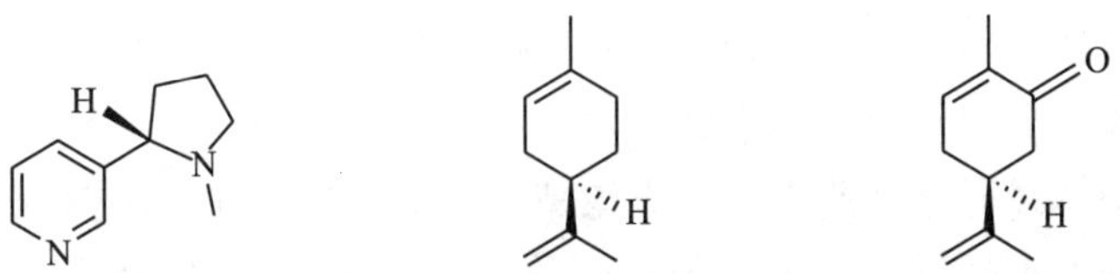

(*S*)-尼古丁　(*R*)-(+)-苧烯　(*S*)-(+)-香芹酮

图 2-11　几种光学异构体分子结构

基于手性分子的性质差异，人们花费了大量时间来探索各种光学异构体的制备方法。手性化合物的获得途径大致可以分为以下三种：

(1)“手性池”中的原料——天然产物。

(2)外消旋体的拆分。

(3)不对称合成。①手性辅剂(chiral auxiliary)；②手性试剂(chiral reagent)；③手性催化剂(chiral catalyst)。

(一)“手性池”中的原料

“手性池”(chiral pool)是一个用来指化学家易得到的、包含所有天然手性化合物的术语，如植物的组成部分(糖、甾体、生物碱、萜等)或微生物的次级代谢产物(如青霉素等)。由手性池衍生的化合物，其官能团可以进行进一步的结构修饰，通过一两步化学反应，碳和杂原子骨架可以重排生成期望的最终产物。例如，紫杉醇(taxol)是一个具有相当复杂结构的化合物，具有优异的抗肿瘤活性。但是在紫杉醇作为抗肿瘤药物的初期，只能从濒危的太平洋紫杉(taxus brevifolia)的树皮中直接提取。幸运的是，后来在比较丰富的欧洲紫杉(taxus baccata)的叶子中获得了大量的 10-乙酰基浆果赤霉素Ⅲ，该天然产物可以很容易地通过几步反应制备紫杉醇及其类似物(图 2-12)。

10-乙酰基浆果赤霉素Ⅲ　　多步　　紫杉醇

图 2-12　紫杉醇的制备

(二)外消旋体的拆分

制备光学纯的异构体，尤其在大规模的情况下，最常用的制备方法是外消旋体的拆分。将外消旋体拆分(resolution)成纯左旋体或者纯右旋体的过程称为外消旋体的拆分。主要的拆分方法有化学拆分法、诱导结晶拆分法、酶解拆分法、柱色谱法、动力学拆分法、复合拆分法和包结拆分法。

1. 化学拆分法

化学拆分法是指利用手性试剂作为拆分剂加入外消旋体混合物中，使其与外消旋体发生反应，生成两个非对映异构体复盐，然后利用它们的物理性质或化学性质(如溶解度、蒸气压、吸收系统等)的不同，用常规的方法(如蒸馏、重结晶等)将其拆分，最后再把这两个非对映异构体分别复原为两个纯的对映体。

通过非对映异构体来拆分外消旋体，应该满足两个主要条件：①拆分试剂应该廉价、容易回收而且光学纯度不降低，拆分试剂的两种对映体均可得到，容易和外消旋体反应而且反应完全。②非对映异构体应该能容易地通过结晶、蒸馏或色谱方法进行分离。这种方法需要被拆分的分子中有一个易发生反应的基团，如羧基、碱基等。例如，一对D-酸和L-酸的外消旋体，可使它们和等物质的量的自然界取得的纯的光活性D-碱反应：

$$\left.\begin{array}{l}50\%\ \text{D-酸}\\50\%\ \text{L-酸}\end{array}\right\}+1\ \text{mol D-碱}\longrightarrow\begin{array}{ll}\text{D-酸-D-碱盐} & \text{(i)}\\\text{L-酸-D-碱盐} & \text{(ii)}\end{array}\xrightarrow{\text{分级结晶}}\left\{\begin{array}{l}\text{D-D}\xrightarrow{HCl}\text{D-酸}\\\text{L-D}\xrightarrow{HCl}\text{L-酸}\end{array}\right.$$

上述反应中，(i)和(ii)是非对映体，可用结晶法分开，然后再用强酸处理非对映体复盐，即可分别得到纯的D-酸和L-酸。

常用的拆分剂有如下几类：

(1)酸：番木鳖碱、马钱子碱、麻黄碱、奎宁、奎尼丁、辛可宁、辛可尼丁和吗啡等生物碱常用于拆分酸；一些合成的胺类，如α-苯乙胺和1-苯基-2-氨基丙烷等也被应用。此外，α-莳胺、2-氨基-1-丁醇、脱氢松香胺、(−)-薄荷胺等也是常用的碱拆分剂。

(2)碱：10-樟脑磺酸、α-溴樟脑π磺酸、羟次甲基樟脑和樟脑酸等樟脑的衍生物、酒石酸、苹果酸等光学活性酸类常用于拆分碱，二乙酰或二苯甲酰酒石酸可用于相对分子质量较小的碱的拆分。叔胺常用酸性较强的磷酸做拆分剂，而水溶剂比较高的胺用脱氧胆酸拆分效果较好。

(3)氨基酸：氨基酸是两性化合物，除了少数例子外，一般不直接用酸或碱拆分，而是先进行氨基的酰化，然后作为酸用碱拆分。

(4)醇：如果外消旋化合物没有酸性或碱性官能团作为“把手”，通常引入一个“把手”是极其有效的。例如，一个外消旋醇与邻苯二甲酸酐或琥珀酸酐反应，得到酸性的外消旋酸酯，再用光活性的拆分剂——奎宁、马钱子碱等处理，形成非对映体再进行分离。

(5)醛或酮：可用光学活性的取代肼类或酰肼类作为拆分剂，也可用对羧基苯基氨基脲与醛酮作用，然后作为酸用碱拆分。

2. 诱导结晶拆分法

诱导结晶拆分法是指在外消旋体的热过饱和溶液中，加入其中一种纯光活性晶体作为晶种，形成溶液中该种旋光体过量，且在晶种的诱导下优先结晶析出。将这种结晶滤出后，则另外一种旋光体在滤液中相对较多。再加入外消旋体制成过饱和溶液，于是另外一种旋光体优先结晶析出。因此，理论上讲，将上述过程反复进行就可以将一对外消旋体转变为纯的光活性异构体。

3. 酶解拆分法

酶对底物具有非常严格的立体选择性，也就是说酶的性能非常专一，可以选择性识别某一种异构体，从而将外消旋体分开。例如，合成的丙氨酸经过乙酰化后，通过由猪肾内取得的一种酶，水解L型丙氨酸的乙酰化物的速率要比D型快得多。因此，可以把乙酰化物变为L-(+)-丙氨酸和D-(−)-乙酰丙氨酸，这两种化合物在乙醇中的溶解度差别很大，很容易分开，如图2-13所示。

$$H_3C-CH(NH_2)-COOH \longrightarrow H_3C-CH(NHCOCH_3)-COOH$$

消旋丙氨酸　　消旋乙酰丙氨酸

$$\xrightarrow{酶} H_2N-C(H)(COOH)(CH_3) + H-C(NHCOCH_3)(COOH)(CH_3)$$

L-丙氨酸（溶于乙醇）　　D-乙酰丙氨酸（不溶于乙醇）

图 2-13　丙氨酸酶解拆分过程

4. 柱色谱法

利用具有光活性的吸附剂，可以把一对光活性对映体拆分开。外消旋体和光活性吸附剂(如淀粉、蔗糖、乳酸、乳糖)形成两个非对映的吸附物，它们的稳定性不同，被吸附剂吸附的强弱不同，从而可以分别地把它们洗脱出来。例如，Tröger 碱就是用光活性的 D-乳糖作为吸附剂把它拆分开的。

5. 动力学拆分法

在外消旋体与拆分剂反应形成两个非对映立体异构体的过程中，首先形成不呈镜像关系且具有不同活化能的过渡态。外消旋化合物的两个对映异构体(S_R，S_S)在不对称环境中与拆分剂的反应速率不同，因此当反应进行到一定程度，剩余反应底物中的 S_R 和 S_S 的量不等，分离纯化后得到由快反应底物转化的产物 P_R 或 P_S，同时能收回慢反应底物 S_S 或 S_R。但是该经典动力学拆分的理论最大产率仅为 50%，且回收底物和产物的对映体纯度受反应转化程度影响，拆分选择性与时间有关，底物转化越多，产物 ee(enantiomeric excess，对映体过量百分数)值越低。因此，如果在动力学拆分过程中伴随有底物的现场消旋化，就可以使消旋的起始原料更多地转化为产物的单一对映体。当底物的立体异构化速度相对于反应速度足够快时，理论上可达 100%产率，产物 ee 值只与反应选择性(K_R/K_S)值有关，不受底物转化程度影响，拆分过程的对映专一性更强。

$$\begin{array}{ccc} S_R & \xrightarrow{K_R} & P_R \\ K_{inv} \Big\downarrow\Big\uparrow K_{inv} & & \\ S_S & \xrightarrow{K_S} & P_S \end{array}$$

6. 复合拆分法和包结拆分法

在拆分过程中，烯烃或芳香族化合物由于存在大 π 电子，能和含 π 电子的手性试剂形成电子转移复合物，或者与手性金属配合物形成配合物，这些电子转移复合物和金属配合物由于具有非对映异构体的特点而易于被分离。此外，含硫、磷、砷等富电子元素的有机化合物能与 Lewis 酸性或 Lewis 碱性的手性试剂形成复合物而被分离。

同时，包结拆分则是利用手性主体分子与欲包结客体分子间存在的非共价键相互作用(包括氢键、π-π 相互作用、范德华力等)，使手性主体分子选择性地与客体分子的对映异构体之一发生作用，形成稳定的超分子配合物即包结复合物，最后，将该包结复合物用物理方法(蒸馏、过柱、置换等)分开就得到所需手性客体化合物。例如，Toda 等采用 *N*-苄基辛可尼丁作为包结主体在甲醇中首次成功地拆分了外消旋的联萘酚(100%)。

(三)不对称合成

1984 年，E. Fischer 首次使用了“不对称合成”这一术语，并在 1904 年被 Marckwald 定义为“从对称构造的化合物产生光学活性物质的反应，使用光学活性材料作为中间体，但不包括使用任何分析过程作为手段”。按照国际纯粹与应用化学联合会(IUPAC)的定义，不对称合成，也称对映选择性合成、立体选择性合成、手性合成，是研究向反应物引入一个或多个具有手性元素的化学反应的有机合成分支。不对称合成的目的并不仅是制备光学活性化合物，更是要达到高度的非对映选择性，这在天然产物合成中是极其重要的。一个成功的不对称反应需要满足四点：①高的对映体过量；②手性辅剂易于制备并且能够循环使用；③可以制备 *R* 和 *S* 两种构型；④最好是催化性的合成。按照手性基团的影响方式和合成方法的发展，不对称合成大致可以划为三大类：①手性辅剂控制法；②手性试剂控制法；③手性催化剂控制法。

1. 手性辅剂(chiral auxiliary)

手性辅剂是促使非手性起始原料转化为手性产物的试剂。在这个反应过程中，辅剂首先与非手性的底物通过化学键结合，形成一个手性中间体，然后再进行反应，这时分子失去原有的对映面，试剂进攻分子时，就有了选择性，反应结果是一种光活性异构体超过另外一种光活性异构体，因此，产物不是外消旋混合物。

整个过程的一般顺序如图 2-14 所示。如以羧酸为非手性的起始原料，A^* 代表手性辅剂，E 为试剂，C^* 为新产生的手性中心。一个理想的手性辅剂应该具备两个特点：①具有一个官能团，可使手性辅剂在立体控制反应前容易进行连接，而在立体控制的反应后容易离去；②空间位阻大，提供立体控制的要素。手性辅剂首先通过与羧基反应和丙酸连接，或者将丙酸单元构筑在手性辅剂上，得到的酰基衍生物用碱处理，进行烯醇化，然后烯醇盐和亲电试剂以立体化学控制的方式进行反应，在 C_2 处生成新的手性中心。

$$RCH_2COOH \xrightarrow[\text{辅剂}]{\text{加入}} RCH_2COA^* \xrightarrow[\text{(ii)E}]{\text{(i)碱}} \underset{\substack{|\\E}}{RC^*}HCOA^* \xrightarrow[\text{辅剂}]{\text{除去}} \underset{\substack{|\\E}}{RC^*}HCOOH + A^*$$

图 2-14　手性辅剂反应过程示例

例如，丙酮酸(i)是一个对称分子，如将它还原，产生一个不对称碳原子，得到的是外消旋乳酸。但是如先将它和天然的(－)-薄荷醇酯化形成丙酮酸薄荷酯，则反应如图 2-15 所示。

在这一系列反应中，(ⅰ)和(ⅱ)酯化后，产生了一个光活性的酯，它在还原时，两个氢和羰基的反应是有选择性的，一个反应的速率比另一个反应快。薄荷醇的手性对产生第二个手性中心具有诱导作用，使反应朝空间有利的方向进行。因此，将它们水解后，得到的乳酸不是消旋体，而是具有光活性的。一个对映体超过另一个对映体的百分数称为对映体过量百分数(enantiomeric excess)，用 ee 表示。

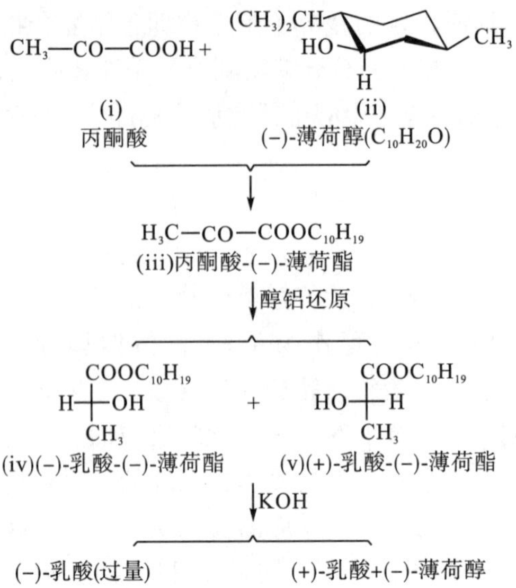

CH₃—CO—COOH +
(CH₃)₂CH
HO
CH₃
H
(i)
丙酮酸
(ii)
(−)-薄荷醇(C₁₀H₂₀O)
H₃C—CO—COOC₁₀H₁₉
(iii)丙酮酸-(−)-薄荷酯
醇铝还原
COOC₁₀H₁₉
H—OH
CH₃
+
COOC₁₀H₁₉
HO—H
CH₃
(iv)(−)-乳酸-(−)-薄荷酯
(v)(+)-乳酸-(−)-薄荷酯
KOH
(−)-乳酸(过量)
(+)-乳酸+(−)-薄荷醇

图 2-15　丙酮酸与(−)-薄荷醇的反应过程

2. 手性试剂(chiral reagent)

虽然手性辅剂控制法是非常有用的，但是增加了先连接然后脱除手性辅剂的两个额外步骤，这限制了该方法的应用。而手性试剂控制法成功地避免了这个缺点，它直接使用手性试剂将非手性底物直接转化为手性产物。最经典的例子包括通过不对称硼氢化反应实现的碳-碳双键的水合，以及将酮转变为手性仲醇的反应。H. C. Brown 发展了几种光学活性的硼氢化试剂，都能使产物得到很高的 ee 值。这个方法的缺点是需要使用化学计量的对映体纯化合物。虽然 Brown 声称，这些试剂是可以循环再用的，但是需要小心而复杂的工作。

3. 手性催化剂(chiral catalyst)

不对称催化已有 50 年发展历程，已经建立了多个有效的手性催化剂体系。因其高度的催化活性和空前的手性增殖能力，即一个手性催化剂分子可诱导多个、甚至成千上万个新的手性分子产生，因而不对称催化方法是获取单一异构的手性药物的最经济、最有效和最有前景的方法。手性配体是不对称诱导的源泉，它与金属化合物形成络合物，与底物或反应试剂进一步形成过渡态，而手性配体的空间结构实现其手性识别而达到立体控制。因此，寻找具有广泛的反应适用性、在温和的反应条件下具有高催化活性和高对映选择性的手性配体及其催化体系，是不对称催化研究的关键和热点。E. J. Corey 认为催化量的手性催化剂具有反应条件温和、操作简单、化学和对映选择性高、催化剂能循环使用等诸多优点。

2001 年，诺贝尔化学奖授予了在不对称催化反应中做出杰出贡献的三位科学家。Knowles 和 Noyori 的不对称催化氢化方法在治疗帕金森症药 L-Dopa 和抗炎药左旋 Levofloxacin 及半合成抗生素 Carbapenem 类中得到应用。而 Sharpless 的不对称氧化法在 β-阻断剂的生产中得到应用。此外，日本住友公司用手性铜催化不对称环丙烷合成了 *S*-菊酸；日本 Takasago 公司用手性铑催化不对称烯丙胺异构化合成(−)-薄荷醇；美国

J. T. Buker 公司用手性钛催化烯丙醇体系的不对称环氧化，合成治疗心脏病及高血压药物 Propanololde 的重要中间体和医药工业中的一些药物及中间体，它们都是立足于不对称催化研究的基础。虽然不对称催化方法制备手性药物的应用范围逐渐扩展，但是其高昂的贵金属价格使其应用仍然受到一定的限制，和拆分方法之间有很大的竞争。

九、药物合成新反应

(一)仿生有机合成

仿生有机合成就是模拟生物体内进行化学反应的方式来合成有机化合物的过程，它为有机物合成和探索生物体内的有机化学反应提供了新的实验方法和手段。其发展依赖于生物化学和生物学的理论、方法、技术和原理。仿生合成主要包括：模拟生源合成反应；模拟酶及辅酶的催化功能，如模拟酶的微环境效应、对分子或过渡态的选择性识别功能和在特定位置引入活性基团等。仿生有机合成因其反应条件温和、立体专一性强、副产物少、产率高、能耗低等优势符合绿色化学的发展方向。

1966 年，从我国植物喜树中分离得到的抗肿瘤喜树碱，由于其新颖的分子结构和独特的抗癌机理，在随后的 30 年间，该结构成为许多合成化学家全合成的目标。从化学结构上看，喜树碱属于喹啉生物碱类，但从生源关系上看，却是从吲哚生物碱衍生而来，喜树碱的仿生合成开始于 1972 年，历经 25 年后，于 1997 年通过仿生合成取得成功(图 2-16)。

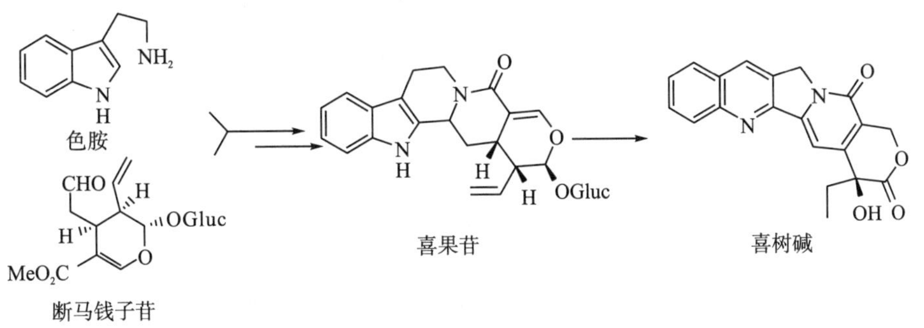

图 2-16　喜树碱的仿生合成过程

(二)有机光化学合成

有机光化学合成是现代有机化学的一个重要组成部分，其研究的主要内容是光照下有机物发生的一系列反应。底物分子在被光照激发后发生了电子跃迁，在高能级电子层排布了活性很高的电子，该电子既能夺取另一个电子形成电子对，同时又容易离去。光照激发后的分子是反应活性很高的一类中间体，能够实现通常条件下依靠热化学手段很难发生的反应，因此，有机光化学反应具有很高的经济价值和研究意义。

维生素 D_3 的合成是光环化反应在有机合成领域的代表性例子之一。首先利用光开环反应，通过控制光的波长和反应进度，得到以维生素 D_3 前体为主的主要产物，再进一步经过 δ 迁移、氢迁移得到维生素 D_3(图 2-17)。

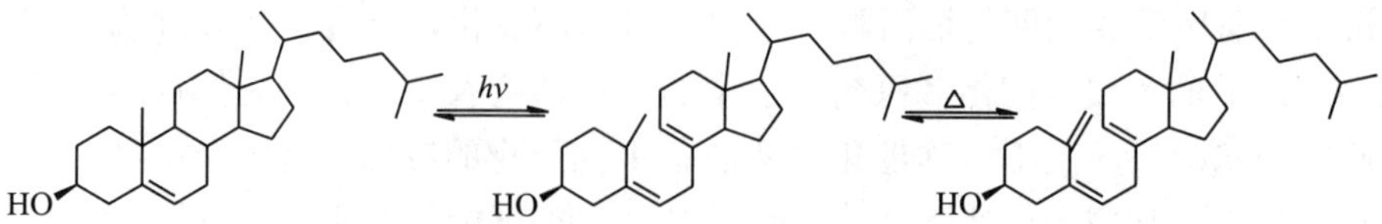

图 2-17　维生素 D_3 的合成

（三）有机电化学合成

由一种有机物在外加电能作用下得到或失去电子而转变为另一有机物的反应称为电化学反应，有机电化学合成是有机合成与电化学技术相结合的一门边缘学科。基本类型包括采用电化学方法进行碳－碳键的生成和官能团的加成、取代、裂解、消去、偶合、氧化、还原以及利用媒质的间接电合成等反应。有机电化学合成与传统有机合成最本质的区别就在于它是凭借反应物在电极/溶液界面得失电子来实现氧化还原反应的，无须额外添加氧化剂或还原剂，具有反应选择性好、反应速率快、转化率和产物纯度高等优点，符合“绿色合成化学”的特点。

L-半胱氨酸在医药工业中有着广泛的用途，其传统的工艺是由 L-胱氨酸与化学还原剂 $SnCl_2$ 还原制得。20 世纪 50 年代，国外以 Sn 板为工作电极，$Ti/TiO_2 \cdot RuO_2$ 为阳极，利用电解法制备 L-半胱氨酸获得成功，我国也于 80 年代电解工业化生产 L-半胱氨酸盐酸盐水合物取得突破(图 2-18)。

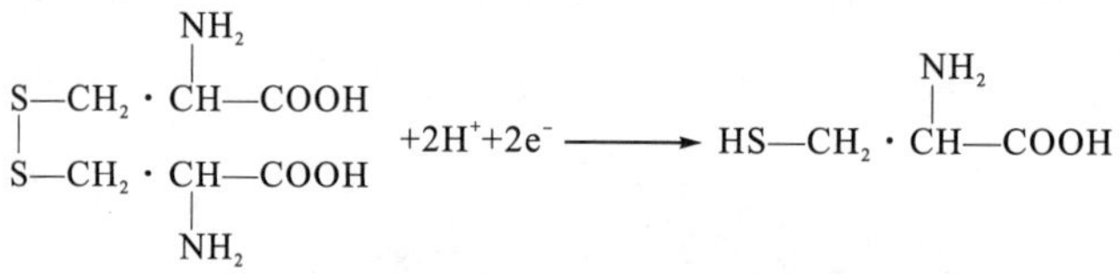

$$S{-}CH_2\cdot CH(NH_2){-}COOH \;/\; S{-}CH_2\cdot CH(NH_2){-}COOH + 2H^+ + 2e^- \longrightarrow HS{-}CH_2\cdot CH(NH_2){-}COOH$$

图 2-18　L-半胱氨酸的电化学合成

（四）超声化学合成

超声化学合成是利用超声波加快化学反应速度，提高反应的选择性和反应效率，改变反应路径等的新型合成技术。20 世纪 80 年代，超声波在有机合成中的应用呈蓬勃发展之势，已被广泛应用于加成反应、取代反应、缩合反应等多种反应类型。超声波为有机合成提供了一条能够将能量引入到分子中的不同寻常的途径和方法，避免了高温高压，反应可以在较为温和的条件下进行，缩短反应时间，而且还可以促进传统反应不能进行的反应得以实现。L-抗坏血酸与棕榈酸在浓硫酸催化下，在 25 kHz 超声波作用下，反应时间由 36 h 缩短至 2 h，收率由 75%左右提高到 93%(图 2-19)。

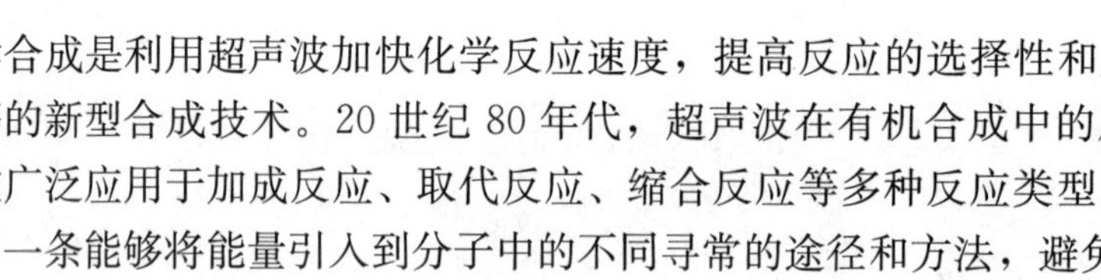

$$\text{L-抗坏血酸} + CH_3(CH_2)_{14}COOH \xrightarrow[\text{超声(25kHz)}]{\text{浓}H_2SO_4} \text{产物}(-CH_2O_2C(CH_2)_{14}CH_3)$$

图 2-19　超声化学合成示例

(五)过渡金属配合物的应用

现代有机合成正向高选择性、高催化性、高产率、温和简便、原料易得的方向发展。采用过渡金属有机配合物做催化剂是实现上述要求最有希望的途径之一。近年来，过渡金属催化的高选择性有机合成反应，日益受到人们的重视，在药物合成中的应用非常广泛。例如，可以利用 π-烯丙基钯配合物与活性亚甲基的亲核反应制备维生素 A 中间体，用乙酰氧基-3-甲基-2-丁烯醇基与氯化钯制备 π-烯丙基钯配合物，后者与砜邻位的活性亚甲基进行反应，得到的中间体经消除、水解得到维生素 A(图 2-20)。

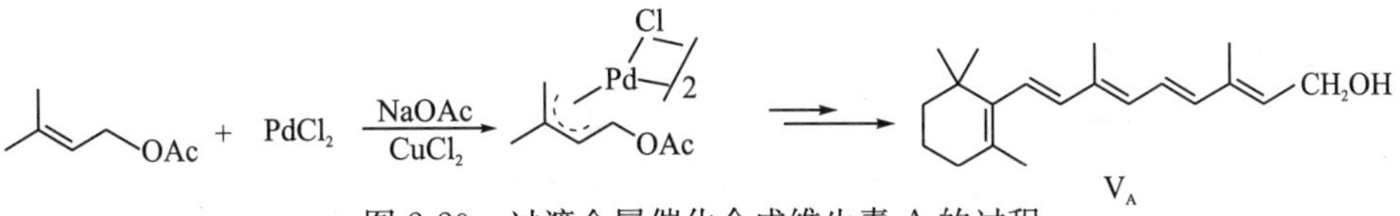

OAc + $PdCl_2$ $\xrightarrow[CuCl_2]{NaOAc}$ (Cl, Pd, 2, OAc) ⟶ CH_2OH V_A

图 2-20 过渡金属催化合成维生素 A 的过程

十、药物结构解析常用仪器

(一)紫外光谱仪

1. 基本原理

紫外-可见吸收光谱是物质中分子吸收 200～800 nm 光谱区内的光而产生的。这种分子吸收光谱产生是由于价电子和分子轨道上的电子能级跃迁，当这些电子吸收了外来辐射的能量后，就从一个能量较低的能级跃迁到一个能量较高的能级。因此，每一跃迁都对应着吸收一定的能量辐射，具有不同分子结构的物质对电磁辐射显示出选择吸收的特性。吸光光度法就是基于这种物质对电磁辐射的选择性吸收的特性而建立起来的。

2. 仪器结构

紫外-可见分光光度计的工作原理为：光源产生的连续辐射经单色器色散后，通过样品池，一部分辐射被待测液吸收，未被吸收的部分到达检测器，光信号被转变成电信号并加以放大，信号数据被显示或记录下来。紫外-可见分光光度计可分为多种不同类型，但它们一般均由以下四部分组成。

1)辐射光源

紫外-可见吸收光谱测定对辐射光源的基本要求是：能发射足够强度的连续辐射，稳定性好，辐射能量随波长无明显变化，使用寿命长。在紫外-可见分光光度计上最常用的有两种光源，即钨灯和氘灯。钨灯是常用于可见光区的连续光源，适用的波长范围是 320～2500 nm。氘灯是紫外光区最广泛使用的光源，能在 165～375 nm 产生连续辐射。

2)分光器

分光器的作用是从来自光源的连续辐射中分离出所需要的单色光，它是分光光度计的核心部件，其性能直接影响光谱带的宽度，从而影响测定的灵敏度、选择性和工作曲线的线性范围。分光器由入射狭缝、反射镜、色散元件、出射狭缝等组成，其中色散元件是分光器的关键部件。常用的色散元件有棱镜和光栅。由于玻璃吸收紫外光，在紫外光区，应使用石英制成的棱镜色散元件。目前的商品仪器几乎都用光栅作色散元件，光栅在整个波长范围都有良好、均匀一致的分辨能力，且成本低。

3)吸收池

紫外-可见光度法主要用于测量液体样品，样品放在吸收池中。对吸收池的要求是要能通过有关辐射线。常用的吸收池按制作材料可分为玻璃和石英两种。玻璃吸收池仅适用于可见光区，而石英吸收池在紫外和可见光区均适用。吸收池有多种尺寸和不同构造，目前一般的仪器通用液体厚度为 1 cm 的吸收池。

4)检测器

检测器通过将光信号转变成电信号而达到检测光的目的，常用的有硒光电池、光电管、光电倍增管等。紫外-可见分光光度计上，广泛使用的是光电倍增管，它可将光电流放大至 10^6～10^7 倍，灵敏度比一般的光电管高 2 个数量级。而多通道光度计使用的是硅光二极管阵列检测器(diode array detector，DAD)。

3. 应用范围

1)定性分析

一种药物在一定溶剂中的紫外吸收峰的波长位置是固定的，其吸收系数也是一个常数。例如，吲哚美辛在 320 nm 处有特征吸收峰。但是有的吸收光谱谱带较宽，有的λ_{max}相同，吸收强度也相近，如维生素 D_2 与维生素 D_3，所以要结合其他理化性质加以区分。如果某种药物有几个吸收峰，除测定吸收峰的波长位置，还要规定其吸收度的比值。例如，将烟酰胺按规定方法制成每毫升含 0.02 mg 烟酰胺溶液后，测定 262 nm、245 nm 处两个吸收峰，两者的吸收比值应为 0.63～0.67。

2)纯度分析

紫外光谱可用于物质的纯度控制，若化合物本身在紫外区是透明的，而杂质在紫外区有吸收峰，或杂质的吸收峰处化合物无吸收，则容易被检测出来。

3)含量分析

任何药物，只要它在紫外区有特征吸收曲线，就可应用紫外分光光度法测定含量。紫外-可见分光光度定量分析的依据是 Lambert-Beer 定律，即在一定波长处被测定物质的吸光度与它的浓度呈线性关系。因此，通过测定溶液对一定波长入射光的吸光度可求出该物质在溶液中的浓度和含量。常用的测定方法有：单组分定量法、多组分定量法、双波长法、示差分光光度法和导数光谱法等。

(二)红外光谱仪

1. 基本原理

分子的振动能量比转动能量大，当发生振动能级跃迁时，便不可避免地伴随有转动能级的跃迁，所以无法测量纯粹的振动光谱，而只能得到分子的振动-转动光谱，这种光谱称为红外吸收光谱。红外吸收光谱也是一种分子吸收光谱。当样品受到频率连续变化的红外光照射时，分子吸收了某些频率的辐射，并由其振动或转动运动引起偶极矩的净变化，产生分子振动和转动能级从基态到激发态的跃迁，使相应于这些吸收区域的透射光强度减弱。记录红外光的百分透射比与波数或波长的关系曲线，就得到红外光谱。

2. 仪器结构

红外分光光度计的结构与可见-紫外分光光度计相似，但一般更为紧密，多系双光束自动记录仪，它由光源、吸收池、分光系统和检测器四部分组成。

1)光源

红外光谱仪中所用的光源通常是一种惰性固体，用电加热使之发射高强度的连续红外辐射。FTIR 要求光源能发出稳定、能量强、发射度小的具有连续波长的红外光，常用的是能斯特灯和硅碳棒或涂有稀土化合物的镍铬旋转灯丝。

2)干涉仪(分光系统)

干涉仪是红外光谱仪光学系统的核心部分，中红外干涉仪中的分束器主要是由溴化钾材料制成的，近红外分束器一般以石英为材料。远红外分束器一般由网格固体材料制成。

3)样品池(吸收池)

红外光谱仪的样品池一般为一个可插入固体薄膜或液体池的样品槽。

4)检测器

傅里叶红外光谱仪检测器分为热检测器和光检测器两大类，热检测器是把某些热电材料的晶体放在两块金属板中，当光照射到晶体上时，晶体表面电荷分布发生变化，由此可以测量红外辐射的功率。傅里叶红外光谱仪光学部分简单，具有分辨率很高、波数精度高、扫描速度极快、光谱范围宽、灵敏度高等优点。特别适用于弱红外光谱的测定、红外光谱的快速测定以及与色谱联用等。

3. 应用范围

近红外光谱法(NIR)在药物分析领域中的应用范围相当广泛，它不仅适用于药物的多种不同状态如原料、完整的片剂、胶囊与液体等制剂，还可用于不同类型的药品，如蛋白质、中草药、抗生素等药物的分析。NIR 更适用于对原料药纯度、包装材料等的分析与检测以及生产工艺的监控；利用不同的光纤探头可实现生产工艺的在线连续分析监控。

1)定性分析

近红外光谱谱带较宽，特征性不强，因此很少像其他光谱(如紫外光谱和红外光谱)一样用于化合物基团的识别及结构的鉴定。近红外光谱的定性分析一般是用于确定分析样品在已知样品集中的位置。

2)定量分析

近红外光谱测量时一般不需对样品进行预处理，但测定的光谱可能受到各种干扰因素的影响。利用单一波长下获得的光谱数据很难获得准确的定量分析结果。NIR 光谱结构复杂，谱图重叠较多，所以在进行定量分析时，一般采用多波长下获得的数据并进行一定的数据处理才能获得准确可靠的分析结果。

(三)核磁共振波谱仪

1. 基本原理

核磁共振波谱(NMR)是一种基于特定原子核在外磁场中吸收了与其裂分能级间能量差相对应的射频场能量而产生共振现象的分析方法。核磁共振波谱通过化学位移值、谱峰多重性、偶合常数值、谱峰相对强度和在各种二维谱及多维谱中呈现的相关峰，提供分子中原子的连接方式、空间的相对取向等结构信息。

2. 仪器结构

常见的有两类核磁共振波谱仪：经典的连续波(CW)波谱仪和现代的脉冲傅里叶变换(PFT)波谱仪，目前使用的绝大多数为后者。其组成主要包含超导磁体、射频脉冲发射系统、核磁信号接收系统和用于数据采集、储存、处理以及谱仪控制的计算机系统。

3. 应用范围

在学术界和工业界的研发工作者们的共同努力下，核磁共振在新药研发的各个阶段，特别是在新药的临床前研究中发挥着越来越大的作用。在以往，核磁共振在新药研发中的作用主要在于药靶分子如蛋白和核酸分子的空间结构研究，以及小分子先导化合物和天然产物的结构分析。最近几年，随着核磁谱仪的发展，如今核磁共振已经在蛋白质-配体相互作用的分子机理研究、小分子的高通量筛选、药物构效关系研究以及毒理学和新药安全评价等方面起着越来越重要的作用。在已经知道生物靶分子的空间结构之后，NMR 在研究生物靶分子-配体相互作用方面的快速性是其他方法难以比拟的。在新药筛选过程中，传统的高通量方法尽管非常好，但却有其固有的限制，如需要花费大量的时间和精力去建立针对一个或一类蛋白质的鉴定方法；所能检测到的都是亲和力相对较强的分子；要直接针对一个很大的化合物库进行筛选。而 NMR 方法却具有普遍适应性，不需要去针对每一个蛋白质建立特殊的方法，一旦靶分子被确定，就可以进行筛选；能够检测出亲和力较弱的配体；所筛选的可以是小的分子骨架，而这些骨架片段可以通过桥链连接成许多不同的分子。当然，选择适当的化合物库也是很重要的，已经有人专门研究针对 NMR 筛选方法设计化合物库。随着实验技术特别是硬件技术的发展，NMR 的灵敏度得到了大大提高，NMR 筛选方法所需要的生物靶分子用量正在大量降低，这使得它的适用性更高。

(四)质谱分析仪

1. 基本原理

质谱仪是利用电磁学原理，使带电的样品离子按质荷比进行分离的装置。离子电离后经加速进入磁场中，其动能与加速电压及电荷数 z 有关，即

$$zeU = 1/2\ mv^2$$

式中，z 为电荷数；e 为基元电荷($e=1.60\times10^{-19}$C)；U 为加速电压；m 为离子的质量；v 为离子被加速后的运动速度。具有速度 v 的带电粒子进入质谱分析器的电磁场中，根据

所选择的分离方式，最终实现各种离子按 m/z 进行分离。

2. 仪器结构

质谱仪是通过对样品电离后产生的具有不同的 m/z 的离子来进行分离分析的。质谱仪包括进样系统、电离系统、质量分析系统和检测系统。为了获得离子的良好分析，避免离子损失，凡有样品分子及离子存在和通过的地方，必须处于真空状态。通过进样系统后，试样蒸发并慢慢地进入电离室，电离室内的压力约为 10^{-3} Pa。由热灯丝流向阳极的电子流将气态样品的原子或分子电离成正、负离子，此后，借助于几百至几千伏的电压，将正离子加速，使准直于狭缝刀的正离子流进入真空度高达 10^{-5} Pa 的质量分析器中，根据离子质荷比的不同，其偏转角度也不同，质荷比大的偏转角度小，质荷比小的偏转角度大，从而使质量数不同的离子在此得到分离。若改变粒子的速度或磁场强度，就可将不同质量数的粒子依次聚焦在出射狭缝上。通过出射狭缝的离子流将落在一收集极上，这一离子流经放大后，即可进行记录，并得到质谱图。

3. 应用范围

在药物合成方面，利用 GC/MS、LC/MS 联用技术对合成过程中不同时间内的反应物进行比较分析，了解各物质的含量和组成的不同，可以得出反应是否完成，并计算反应产率，对不同合成路线做出比较，优化反应工艺，同时可以知道反应产物中的相关物、反应过程中的副产物、纯化后的杂质和降解杂质及相关杂质的量，质谱可在这些方面提供巨大的帮助。可以用高分辨质谱，通过对样品及其碎片相对分子质量的准确测定，确定其元素组成，推断断裂规律，确定结构式。由于质谱的高灵敏度的特点，可对产物直接测定而不需要纯化，大大节省了时间。在化合物结构确证方面，物质结构的确定离不开质谱。质谱的多功能性，使它超过了其他所有仪器方法。用 MS、UV、IR、NMR 等确定新药的结构也是一类新药申报资料中必不可缺的组成部分。

在质量控制方面，新药的质量控制研究包括纯度检查、含量测定等。用 LC/MS 法既可进行杂质的分离又可进行结构和定量测定，制定新药中杂质的检测方法，分析药物在不同条件或生产存储过程中产生的相关物质，同时研究制定药物含量的测定方法。

在药物代谢研究方面，各种 LC/MS 接口的研制成功及商品化，使 LC/MS 成为药物代谢以及药代动力学的有力工具。由于药代样品大多为生物体液，传统的 UV 方法对前处理要求严格，并且测定要求被测化合物必须能与干扰分开，分析方法开发的时间长，样品运行时间长，大大花费了人力和物力；LC/MS 由于测定化合物质荷比，选择性好，灵敏度高，已成为药代动力学研究的有力手段。在代谢物的结构解析方面，质谱的多功能性是不可替代的，使用 LC-PDA-MS 即可同时得到化合物的紫外吸收和质谱的三维谱图。由上可以看出质谱在新药研究中起着必不可少、决定性的作用。随着 LC/MS 技术和新仪器的不断出现，新药的分离、监测与结构鉴定的过程将会变得更为方便快捷。同时，质谱在医学临床研究上也已经成为一种出色的检测技术，已有质谱在临床药物监测、新生儿筛查、激素水平测定、微生物测定等方面的大量报道，这预示着质谱技术在和人类健康密切相关的新药研究中具有越来越广阔的应用前景。

第三章　药物化学基础实验

实验一　药物水解变质实验

一、实验目的

(1)理解药物结构与水解变质反应的关系及原理。
(2)掌握影响药物水解变质反应的外界因素。
(3)掌握防止药物水解变质反应的常用方法。

二、实验原理

1. 盐酸普鲁卡因在碱性条件下的水解反应

盐酸普鲁卡因在碱性条件下发生水解反应使酯键断裂，产物为二乙胺基乙醇，其蒸气可使红色石蕊试纸变蓝。

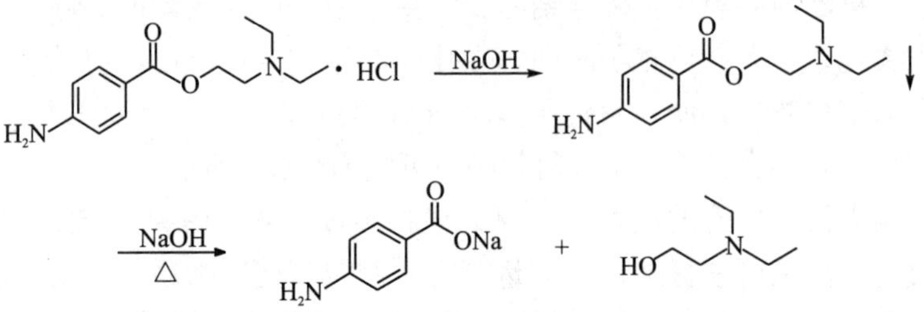

2. 青霉素钠在酸性条件下(室温)的重排反应

青霉素钠在酸性条件下，发生分子内重排生成青霉二酸的白色沉淀。

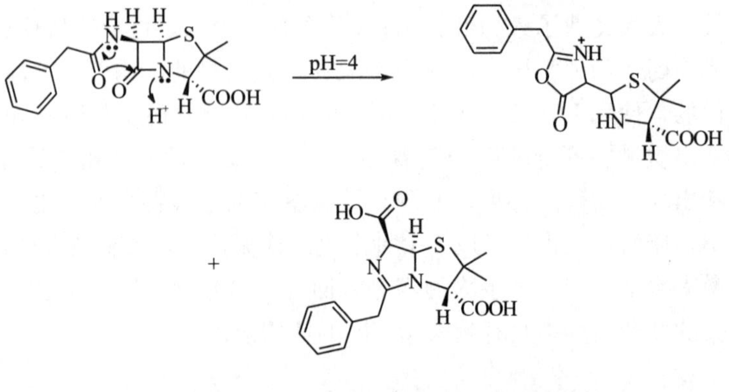

3. 苯巴比妥钠在碱性条件下的水解反应

苯巴比妥钠分子中有酰胺结构，易发生水解。在碱性条件下，苯巴比妥钠水解生成苯基乙基丙酰脲，继而进一步脱羧分解为苯基丁酰脲，并放出氨气，使润湿的红色石蕊试纸变蓝。

NaOH, H_2O, △ → COONa, $CONHCONH_2$

△ → COONa + NH_3↑

4. 尼可刹米(烟酰二乙胺)的碱水解反应

尼可刹米即烟酰二乙胺，在碱性条件下，酰胺键断裂，生成二乙胺和烟酸。二乙胺易挥发，具氨臭，能使润湿的红色石蕊试纸变蓝。

NaOH, △ → OH + N H ↑

三、实验仪器与试剂

1. 仪器

恒温水浴锅、试管、锥形瓶、分析天平等。

2. 试剂

盐酸普鲁卡因、青霉素钠、苯巴比妥钠、尼可刹米、10%氢氧化钠试液、稀盐酸、蒸馏水、红色石蕊试纸等。

四、实验内容

1. 盐酸普鲁卡因的水解试验

(1)取盐酸普鲁卡因约0.1 g，加水3 mL振摇溶解，试管口覆盖一条湿润的红色石蕊试纸，于沸水浴中加热，观察石蕊试纸颜色的变化，并用手在试管口扇动，闻气体的气味。

(2)取盐酸普鲁卡因约0.1 g，加水3 mL振摇溶解，滴加10% NaOH试液1 mL，试管口覆盖一条湿润的红色石蕊试纸，于沸水中加热，观察石蕊试纸颜色的变化，并用手在试管口扇动，闻气体的气味。

2. 青霉素钠在酸性条件下(室温)分子重排试验

(1)取青霉素钠约 0.1 g，加水 5 mL 振摇溶解，观察溶液是否澄清透明，放置 2 h 后，再观察溶液有何变化。

(2)取青霉素钠约 0.1 g，加水 5 mL 振摇溶解，加稀盐酸 2 滴，摇匀，观察有何现象发生。

3. 苯巴比妥钠的水解试验

(1)取苯巴比妥钠约 50 mg，加水 2 mL 振摇溶解，观察是否浑浊，放置 2 h 后再观察。

(2)取苯巴比妥钠约 50 mg，加 10%氢氧化钠试液 2 mL 振摇溶解，试管口覆盖一条湿润的红色石蕊试纸，于沸水浴中加热 30 s，观察红色石蕊试纸颜色的变化，并用手在试管口上方扇动，闻气体气味。

4. 尼可刹米的水解试验

(1)取尼可刹米(20%水溶液)10 滴，加水 3 mL 振摇溶解，试管口覆盖一条湿润的红色石蕊试纸，于沸水浴中加热，观察试管口红色石蕊试纸的颜色变化，用手在试管口扇动，闻气体的气味。

(2)取尼可刹米(20%水溶液)10 滴，加 10%氢氧化钠试液 3 mL 振摇溶解，试管口覆盖一条湿润的红色石蕊试纸，于沸水浴中加热，观察红色石蕊试纸颜色变化，并用一只手在试管口上方扇动，闻气体气味。

五、实验记录及结果

表 3-1 药物水解反应实验记录表

实验序号	实验步骤	理论结果	实验结果	讨论
1	盐酸普鲁卡因→溶解→加热→观察(红色石蕊试纸是否变色)→闻气味			
	盐酸普鲁卡因→溶解→加 10%氢氧化钠试液→加热→观察(红色石蕊试纸是否变色)→闻气味			
2	青霉素钠→溶解→放置 2 h→观察(是否浑浊)			
	青霉素钠→溶解→加稀盐酸→放置 2 h→观察(是否浑浊)			
3	苯巴比妥钠→溶解→放置 2 h→观察(是否浑浊)→闻气味			
	苯巴比妥钠→溶解→加 10%氢氧化钠试液→加热→观察(红色石蕊试纸是否变色)→闻气味			
4	尼可刹米→溶解→加热→观察(红色石蕊试纸变色)→闻气味			
	尼可刹米→溶解→+10%氢氧化钠试液→加热→观察(红色石蕊试纸是否变色)→闻气味			

六、实验注意事项

(1)同组实验中即使各种药品加入的试剂相同，但反应条件不同，结果也会有差异，因此应注意保持反应条件一致。

(2)盐酸普鲁卡因干燥品稳定，其水溶液随温度升高、pH 增大而水解加快。青霉素钠(钾)干燥品稳定，水溶液室温久置即水解，更不耐酸、碱。尼可刹米干燥品和水溶液均稳定，但不耐强碱。

七、思考题

(1)哪些结构类型的药物容易发生水解反应?

(2)影响药物水解变质的外因有哪些?

实验二　心血管系统药物的特征反应

一、实验目的

(1)掌握常见心血管系统药物的特征反应。

(2)进一步熟悉硝酸异山梨酯、卡托普利和盐酸普鲁卡因胺的结构及性质。

二、实验原理

药物分子中含有的官能团或特殊的结构单元能与某些试剂反应，产生特殊的颜色或沉淀及气味等现象，称药物官能团反应或药物特征反应，是药物化学鉴别的重要依据。硝酸异山梨酯经硫酸破坏后生成硝酸，加硫酸亚铁生成硫酸亚硝酰铁，在两液层界面呈棕色环；卡托普利结构中含有巯基，可与亚硝酸反应生成红色的亚硝酰硫醇酯；盐酸普鲁卡因胺分子中含芳伯氨基和氯离子，可分别与碱性 β-萘酚和硝酸银生成红色偶氮化合物和白色凝乳状沉淀；盐酸胺碘酮分子结构中含有的羰基能与 2，4-二硝基苯肼反应生成胺碘酮 2，4-二硝基苯腙沉淀(黄色)；此外，盐酸胺碘酮分子中含碘，在与硫酸共热时，释放出碘蒸气。

$$3Fe^{2+}+NO_3^-+4H^+ = 3Fe^{3+}+NO+2H_2O$$

$$Fe^{2+}+SO_4^{2-}+NO = [Fe(NO)]SO_4$$

$$R{-}SH+HNO_2 \longrightarrow O{=}N{-}S{-}R$$

药物分子中羰基与2，4-二硝基苯肼的反应：

$$\mathrm{RC(=O)R'} + \text{2,4-}(O_2N)_2C_6H_3NHNH_2 \longrightarrow \text{2,4-}(O_2N)_2C_6H_3NH\text{-}N{=}CRR' \downarrow$$

三、实验仪器与试剂

1. 仪器

试管、漏斗、小烧杯、滤纸、酒精灯。

2. 试剂

硝酸异山梨酯、卡托普利、盐酸普鲁卡因胺、盐酸胺碘酮、高氯酸、硫酸、硫酸亚铁试液、高锰酸钾试液、亚硝酸钠结晶、氢氧化钠试液、盐酸、稀盐酸、0.1 mol/L 亚硝酸钠试液、碱性β-萘酚、硝酸银试液、氯仿、氨试液、乙醇、2，4-二硝基苯肼。

四、实验内容

1. 硝酸异山梨酯

(1)取硝酸异山梨酯约10 mg，置试管中，加水1 mL与硫酸2 mL，振摇溶解后放冷，沿管壁缓缓加硫酸亚铁试液3 mL，不能振摇，使其成为两液面，观察交界面处是否出现棕色环。

(2)取硝酸异山梨酯约10 mg，置试管中，加水1 mL振摇溶解后，滴加高锰酸钾试液，观察紫色是否褪去。

2. 卡托普利

取卡托普利约25 mg，置于试管中，加乙醇2 mL溶解后，加亚硝酸钠结晶少许和稀硫酸10滴，振摇，观察溶液是否显红色。

3. 盐酸普鲁卡因胺

(1)取盐酸普鲁卡因胺约50 mg，置试管中，加稀盐酸1 mL，必要时缓缓煮沸使其溶解，放冷，滴加亚硝酸钠溶液5滴，摇匀后，加水3 mL稀释，加碱性β-萘酚试液2 mL，振摇，生成由橙黄色到猩红色沉淀。

(2)取盐酸普鲁卡因胺约50 mg，置试管中，加水完全溶解后，先加氨试液使其成碱性，将析出的沉淀滤除。取滤液加硝酸使滤液成酸性，加硝酸银试液生成白色凝乳状沉淀。离心，弃去上清液，得到的沉淀加氨试液立即溶解，再加硝酸，沉淀重新生成。

(3)取盐酸普鲁卡因胺约50 mg，加等量的二氧化锰，混合均匀，加硫酸润湿，缓缓加热，即产生氯气，能使润湿的碘化钾淀粉试纸显蓝色。

4. 盐酸胺碘酮

(1)取盐酸胺碘酮 20 mg，加乙醇 20 mL 溶解，加 2，4-二硝基苯肼的高氯酸溶液 2 mL，加蒸馏水 5 mL，放置，黄色沉淀析出。

(2)取盐酸胺碘酮 50 mg，加硫酸 1 mL，微热，有紫色的碘蒸气产生。

五、实验注意事项

(1)硝酸异山梨酯在室温及干燥状态下较稳定，但遇强热或撞击会发生爆炸，实验中须加以注意。

(2)卡托普利有巯基结构，因此有类似蒜的臭味。

(3)若为片剂，应作相应处理，方可进行鉴别实验。

六、思考题

(1)心血管系统药物分哪些类？每类各有哪些药物？

(2)从药物的结构出发，分别叙述本实验中几种药物的理化性质。

实验三 磺胺类药物的特征反应

一、实验目的

(1)掌握磺胺类药物的鉴别方法和原理。

(2)进一步熟悉磺胺类药物的结构与性质。

二、实验原理

磺胺类药物的基本结构为对氨基苯磺酰胺，磺酰胺基上的一个氢原子可以被杂环取代，分子对位上氨基为抗菌必需基团，因此磺胺类药物中存在芳伯胺、磺酰胺及杂环结构。在酸性条件下，磺胺类药物能与亚硝酸钠及碱性 β-萘酚发生重氮－偶合反应，生成红色偶氮化合物；在碱性条件下能与硫酸铜反应，生成不溶性铜盐沉淀。此外，磺胺类药物还可以在酸性条件下与生物碱沉淀剂——碘－碘化钾试剂反应生成棕红色沉淀，也可以在苯环上发生溴代反应。

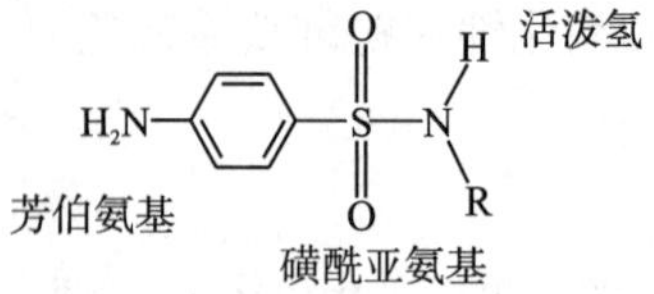

活泼氢

H_2N—C_6H_4—SO_2—N(H)—R

芳伯氨基 磺酰亚氨基

三、实验仪器与试剂

1. 仪器

试管、烧杯(100 mL 和 250 mL)、酒精灯。

2. 试剂

(1)磺胺、磺胺嘧啶(SD)、磺胺间甲氧嘧啶钠、磺胺甲基异噁唑、磺胺甲噁唑(SMZ)。

(2)稀盐酸、亚硝酸钠试液、碱性β-萘酚、氢氧化钠试液、硫酸铜试液、碘酊试液、0.1 mol/L 亚硝酸钠、1% NaOH 溶液、硫酸铜等。

四、实验内容

1. 磺胺甲噁唑和磺胺嘧啶芳伯氨基上的反应

取两支试管，分别加入供试品(SMZ、SD)约 50 mg，于每支试管中加入稀盐酸 1 mL，振摇溶解，然后加入 0.1 mol/L 亚硝酸钠溶液数滴，充分振摇后，再滴加碱性β-萘酚数滴，即生成猩红色沉淀。

2. 磺胺甲噁唑和磺胺嘧啶与硫酸铜的反应

取两支试管，分别加入供试品(SMZ、SD)约 0.1 g，于每支试管中加入蒸馏水 2 mL 和 1% NaOH 试液数滴，振摇至溶解(碱液切勿过量)，滤过，取滤液，加入 $CuSO_4$ 试液 2 滴，摇匀，观察沉淀颜色，放置 20 min 后再观察。

3. 碘酊反应

取磺胺嘧啶 SD 约 0.1 g，加稀盐酸使溶解后，加 2.5%碘酊 4～5 滴，摇匀，观察沉淀颜色，放置 20 min 后再观察。

4. 溴化反应

取各药品粉末少许(约 50 mg)，加稀盐酸 1 mL 溶解，分别加溴水 2～3 滴，摇匀，观察沉淀颜色，放置 20 min 后再观察。

五、实验注意事项

(1)重氮化反应应注意反应的顺序，因亚硝酸钠与稀盐酸反应生成的亚硝酸极不稳定，易分解。

(2)铜盐反应加碱勿过量，过量会有氢氧化铜沉淀产生。

(3)若供试品为片剂，应先加氨试液研磨，过滤，蒸发放冷，加醋酸析出沉淀，取沉淀依方法实验。

六、思考题

(1)磺胺类药物的结构特征是什么?

(2)磺胺类药物还有哪些理化性质?

(3)写出本实验中磺胺甲噁唑和磺胺嘧啶所发生的化学反应的方程式。

实验四　托烷生物碱类、芳香伯胺类、丙二酰脲类药物的特征反应

一、实验目的

(1)了解托烷生物碱类、芳香伯胺类、丙二酰脲类药物的鉴别方法及实验原理。

(2)进一步熟悉托烷生物碱类、芳香伯胺类、丙二酰脲类药物的结构与性质。

二、实验原理

1. 托烷生物碱类药物

托烷生物碱类的结构中均含有莨菪酸，因此该类化合物可用Vitalis反应，即莨菪酸经发烟硝酸加热生成三硝基衍生物，再加入醇溶液和固体氢氧化钾，则转变为紫色的醌型化合物。

COOH, CH_2OH $\xrightarrow[\triangle]{HNO_3}$ O_2N, NO_2, COOH, NO_2, CH_2OH $\xrightarrow[-CO_2]{KOH,\ C_2H_5OH}$ OK, N, O, NO_2, CH_2OH, NO_2

2. 芳香伯胺类药物

芳香伯胺类在盐酸存在下，与亚硝酸钠作用，生成的重氮盐与碱性β-萘酚反应，生成偶氮化合物沉淀。

$$ArNH_2+2HCl+NaNO_2 \longrightarrow [Ar-\overset{+}{N}\equiv N]Cl^- + NaCl + 2H_2O$$

$$[Ar-\overset{+}{N}\equiv N]Cl^- + \beta\text{-萘酚} + NaOH \longrightarrow \text{1-(ArN=N)-2-萘酚} + NaCl + H_2O$$

3. 丙二酰脲类药物

丙二酰脲类在碳酸钠溶液中与硝酸银试液反应，先生成可溶性的一银盐，继而再与过量硝酸银作用，生成不溶性的二银盐白色沉淀。

$$\text{丙二酰脲}(R_1,R_2;\ -OH) \xrightarrow{Na_2CO_3} (-ONa) \xrightarrow{AgNO_3} (-OAg) \xrightarrow[Na_2CO_3]{AgNO_3} (AgO-,\ -OAg)$$

三、实验仪器与试剂

1. 仪器

电子天平、试管、水浴锅、移液管、滴管。

2. 试剂

硫酸阿托品、盐酸普鲁卡因、苯巴比妥、发烟硝酸、乙醇、乙醇制氢氧化钾试液、稀盐酸、0.1 mol/L 亚硝酸钠溶液、碱性β-萘酚试液、碳酸钠试液、硝酸银试液。

四、实验内容

1. 硫酸阿托品中托烷生物碱的反应

取硫酸阿托品约 10 mg，置试管中加发烟硝酸 5 滴，置水浴上蒸干，得黄色的残渣，放冷，加乙醇 2～3 滴湿润，加乙醇制氢氧化钾试液 2～3 滴，即显深紫色。

2. 盐酸普鲁卡因中芳香伯胺的反应

取盐酸普鲁卡因约 50 mg，置试管中，加稀盐酸 1 mL 使之溶解，加 0.1 mol/L 亚硝酸钠溶液数滴，滴加碱性β-萘酚试液数滴，呈猩红色。

3. 苯巴比妥中丙二酰脲的反应

取苯巴比妥约 0.1 g，加碳酸钠试液 1 mL 与水 10 mL，振摇 2 min，滤过。滤液置试管中，逐滴加入硝酸银试液，即生成白色沉淀，振摇，沉淀即溶解；继续滴加过量的硝酸银试液，生成的沉淀不再溶解。

五、实验注意事项

(1)发烟硝酸为强氧化剂，具强腐蚀性，在空气中可猛烈发烟，取用时应采取防护措施，并在通风橱中进行。

(2)β-萘酚试液需临用新配，取 β-萘酚 0.25 g，用 10% NaOH 试液定容到 10 mL 即得。

(3)取无水碳酸钠 5 g，加蒸馏水到 100 mL 即得碳酸钠试液，密封保存可达三个月；取 1.75 g 硝酸银溶于 100 mL 蒸馏水中得硝酸银试液，需临用新制。

六、思考题

(1)试述托烷生物碱类、芳香伯胺类、丙二酰脲类药物的结构特点及理化性质。

(2)写出盐酸普鲁卡因、苯巴比妥的结构，并分析其构性关系(以反应式表示)。

实验五　乙酰水杨酸的制备

乙酰水杨酸即阿司匹林，属解热镇痛药，用于治疗伤风、感冒、头痛、发烧、神经痛、关节痛及风湿病等。近年来，又证明它具有抑制血小板凝聚的作用，其治疗范围又进一步扩大到预防血栓形成，治疗心血管疾病。乙酰水杨酸化学名为 2-乙酰氧基苯甲酸，化学结构式为

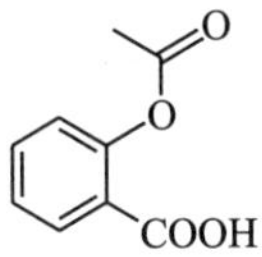

O
O
COOH

乙酰水杨酸为白色针状或板状结晶，熔点为 135～140 ℃，易溶于乙醇，可溶于氯仿、乙醚，微溶于水。

一、实验目的

(1)通过乙酰水杨酸的合成，掌握酯化反应的原理及基本操作。

(2)熟悉药物合成实验装置的安装和使用。

(3)进一步熟悉重结晶、熔点测定、抽滤等基本操作。

二、实验原理

本实验以硫酸为催化剂，乙酸酐为酰化剂，与水杨酸的酚羟基发生酰化反应成酯，反应式如下：

$$\text{(OH, COOH)} + (CH_3CO)_2O \xrightarrow{H_2SO_4} \text{(O-COCH}_3\text{, COOH)} + CH_3COOH$$

三、实验仪器与试剂

1. 仪器

单口烧瓶(100 mL)、球形冷凝管、量筒(10 mL，25 mL)、温度计(100 ℃)、烧杯(200 mL，100 mL)、吸滤瓶、布氏漏斗、循环水泵、磁力加热搅拌器。

2. 试剂

水杨酸、乙酸酐、硫酸(98%)、盐酸溶液(1∶2)、1% $FeCl_3$ 溶液、10% $NaHCO_3$ 溶液，主要试剂和产品物理参数见表 3-2。

表 3-2　主要试剂和产品的物理常数

名称	相对分子质量	熔点/℃	沸点/℃	溶解性		
				水	醇	醚
水杨酸	138.12	157.9	—	微溶	易溶	易溶
乙酸酐	102.09	−73.1	140	易溶	易溶	易溶
乙酰水杨酸	180.17	135	—	溶于热水	易溶	微溶

四、实验步骤

1. 酯化

在 100 mL 单口烧瓶中，依次加入水杨酸 10 g，乙酸酐 14 mL，浓硫酸 5 滴，磁力搅拌子一枚。将单口烧瓶置水浴锅中，装上回流冷凝装置，在 70 ℃下搅拌反应 30 min。反应完成后，稍冷却，将反应液倾入 150 mL 冷水中，边倒边搅拌，至乙酰水杨酸全部析出。抽滤，用少量稀乙醇洗涤滤饼，抽干，得乙酰水杨酸粗品。

2. 精制

将酯化所得乙酰水杨酸粗品置于 250 mL 烧杯中，在搅拌下缓慢加入 10% $NaHCO_3$

溶液至固体全部溶解(期间可见少量白色悬浮物)，再加入少量10% $NaHCO_3$ 溶液至无气泡产生。抽滤，滤液转入250 mL烧杯中，搅拌下滴加4 mol/L HCl至无气泡产生。静置10 min，再加入少量4 mol/L HCl后，于冷水浴中静置析晶20 min。析晶结束后，抽滤，少量冷水洗涤晶体2～3次，抽干，真空干燥或60 ℃鼓风干燥得成品。如成品有颜色，可用活性炭进行脱色处理。测定熔点、计算收率。

3. 纯度检查

取3～5粒乙酰水杨酸晶体于试管中，加入5 mL水，再加入1～2滴1% $FeCl_3$溶液，观察有无颜色反应。如无紫色出现，说明水杨酸含量比较低，产品纯度较高；如出现紫色，则需用HPLC法测定水杨酸含量，结果不得超过0.1%。

五、实验注意事项

(1)酯化反应需在无水条件下进行，仪器及器皿要预先干燥，药品也要事先经干燥处理。

(2)最好使用新蒸馏的乙酸酐，收集139～140 ℃的馏分。

(3)本实验温度控制在70 ℃，若温度过高，副反应加快，杂质增加。

(4)精制过程中，加入 $NaHCO_3$ 和HCl的时候一定要在搅拌的条件下缓慢加入，以免瞬间产生的气体过多而使溶液溢出烧杯。

(5)产品乙酰水杨酸易受热分解，因此熔点变化较大，它的分解温度为128～135 ℃。

六、思考题

(1)本实验中加入浓硫酸的目的是什么？是否可以不加？为什么？

(2)本实验可能发生哪些副反应？产生哪些副产物？本实验中的副产物是如何除去的？

(3)本实验为什么控制反应温度在70 ℃左右？

(4)乙酰水杨酸还有哪些合成方法？

实验六　对乙酰氨基酚的制备

对乙酰氨基酚又名4′-羟基乙酰苯胺，属解热镇痛药，用于感冒发烧、关节痛、神经痛、偏头痛、癌痛及手术痛等。《中华人民共和国药典》收载的对乙酰氨基酚制剂有：对乙酰氨基酚片，对乙酰氨基酚咀嚼片，对乙酰氨基酚泡腾片，对乙酰氨基酚注射液，对乙酰氨基酚栓，对乙酰氨基酚胶囊，对乙酰氨基酚颗粒，对乙酰氨基酚滴剂，对乙酰氨基酚凝胶等。对乙酰氨基酚的合成常由对硝基酚钠经还原得对氨基酚，然后再酰化得对乙酰氨基酚。

本实验直接将对氨基酚酰化制备对乙酰氨基酚。

一、实验目的

(1)掌握对乙酰氨基酚合成的原理和方法。

(2)学习热水重结晶提纯对乙酰氨基酚的操作方法。

二、实验原理

对氨基酚在一定条件下，可以与乙酸、乙酸酐发生 *N*-酰化反应生成对乙酰氨基酚，但不同酰化剂和反应条件的酰化率差异很大。本实验利用乙酸酐作酰化剂和对氨基酚反应制备对乙酰氨基酚。

$$HO\text{-}C_6H_4\text{-}NH_2 + (CH_3CO)_2O \longrightarrow HO\text{-}C_6H_4\text{-}NHCOCH_3 + CH_3COOH$$

三、实验仪器与试剂

1. 仪器

单口烧瓶(100 mL)、球形冷凝管、量筒(10 mL，25 mL)、温度计(100 ℃)、烧杯(200 mL，100 mL)、吸滤瓶、布氏漏斗、循环水泵、磁力加热搅拌器。

2. 试剂

对氨基酚、乙酸酐、亚硫酸氢钠、活性炭，主要试剂和产品物理参数见表 3-3。

表 3-3 主要试剂和产品的物理常数

物料名称	相对分子质量	用量	物质的量/mol	熔点/℃	沸点/℃	溶解性	
						水	醇
对氨基酚	109.13	8 g	0.0733	186~190	—	略溶	略溶
乙酸酐	102.09	9 mL	0.0815	—	139.35	易溶	可溶
对乙酰氨基酚	151.16		—	168~170	—	溶于热水	可溶

四、实验步骤

1. 对乙酰氨基酚的制备

在 100 mL 单口烧瓶中依次加入对氨基苯酚 8 g、蒸馏水 25 mL、乙酸酐 9 mL、磁力搅拌子一枚，轻摇混匀，置于水浴锅中，装上回流冷凝装置，在 80 ℃水浴中搅拌反应 30 min。反应完成后，稍放冷，加入 50 mL 冷水析晶。抽滤，将 10 mL 冷水分两次洗涤滤饼，抽干，75 ℃鼓风干燥得对乙酰氨基酚粗品。

2. 对乙酰氨基酚精制

在 100 mL 锥形瓶或烧杯中加入对乙酰氨基酚粗品，每克粗品加沸水 5 mL 振摇溶解(若溶液有色，稍冷后加入活性炭 1 g，煮沸 5 min)，在抽滤瓶中先加入饱和亚硫酸氢钠溶液 5 mL，趁热过滤，滤液放冷析晶。析晶结束后，过滤，滤饼以 0.5%亚硫酸氢钠溶液 5 mL 分两次洗涤，再用纯水洗涤，抽干，于 90～100 ℃鼓风干燥 30 min，得白色的对乙酰氨基酚纯品。测熔点、称重、计算产率。

五、实验注意事项

(1)先加水，再加乙酸酐的目的是为了让对氨基苯酚先在水中混合均匀，乙酸酐可选择性地酰化氨基而不与羟基反应，若以乙酸代替，则难以控制，反应时间长且产品质量差。

(2)亚硫酸氢钠饱和溶液的作用是防止对乙酰氨基酚被空气中的氧所氧化，但亚硫酸氢钠浓度不宜过高，否则会影响产品质量。

(3)滤液放冷析晶时，如出现过饱和现象则结晶不易出现，可用玻璃棒在烧杯壁轻轻摩擦产生晶种引发结晶。

六、思考题

(1)比较对乙酰氨基酚与乙酰水杨酸合成的不同点。

(2)酰化反应为何选用乙酸酐而不用乙酸作酰化剂?

(3)加亚硫酸氢钠的目的是什么?

(4)对乙酰氨基酚中的特殊杂质是什么? 它是如何产生的?

(5)对乙酰氨基酚精制原理是什么? 为什么要趁热过滤? 若没有出现结晶需怎么处理?

实验七　L-精氨洛芬的制备

布洛芬为烷基苯丙酸类抗炎药，几乎不溶于水，普通片剂在胃肠道中溶出慢，在体内消除快，治疗风湿及类风湿性关节炎等慢性病时，需要长期频繁大剂量用药，因此，易导致胃肠出血，且对肾脏稍有损害。L-精氨洛芬为布洛芬的精氨酸盐，易溶于水，以其为原料制成的糖浆剂、缓释颗粒剂等新剂型已在国外上市。

一、实验目的

(1)了解布洛芬成盐化学结构修饰的方法。

(2)掌握L-精氨洛芬制备的原理和工艺。

二、实验原理

酸性药物可以通过成盐修饰来改变其溶解性。布洛芬化学名为2-(4-异丁基苯基)丙酸，可以与无机碱、有机碱及碱性氨基酸，如L-精氨酸(2-氨基-5-胍基戊酸)等成盐。本实验以布洛芬和L-精氨酸为原料，95%乙醇为反应溶剂，并在反应结束后以丙酮析晶得到L-精氨洛芬。

三、实验仪器与试剂

1. 仪器

单口烧瓶(100 mL)、回流装置、过滤装置、数字式熔点仪、磁力加热搅拌器等。

2. 试剂

L-精氨酸、布洛芬、丙酮、乙醇，主要试剂和产品物理参数见表3-4。

表3-4 主要试剂和产品的物理常数

名称	实验用量	相对分子质量	物质的量/mol	熔点/℃	溶解性	
					醇	丙酮
布洛芬	4.12 g	206.28	0.02	77~78	可溶	可溶
L-精氨酸	3.48 g	174.2	0.02	222	难溶	可溶
L-精氨洛芬	—	362	—	169	易溶	难溶

四、实验步骤

将布洛芬4.12 g(0.02 mol)加入100 mL单口烧瓶中，加入95%乙醇14 mL，控制温度在40~80 ℃，搅拌使之全部溶解，再分次加入L-精氨酸3.48 g(0.02moL)，搅拌全溶后，保温反应30 min，降至室温，将反应液缓慢倒入40 mL丙酮中，析出白色沉淀，继续搅拌5~10 min，冰浴冷却30 min，抽滤，沉淀用丙酮洗涤(10 mL×3次)，抽干。60 ℃烘干至恒重，得白色结晶。称重，测定熔点。

五、实验注意事项

(1)实验中掌握好95%乙醇的用量，以免浪费和降低收率。

(2)精氨酸的加入应采取少量多次的原则，切忌一次加完。

(3)丙酮用量太多和太少都会影响析晶。

六、思考题

(1)为什么布洛芬的修饰使用L-精氨酸，而不是使用DL-精氨酸？

(2)沉淀为什么用丙酮洗涤？能否用乙醇洗涤？

实验八　阿魏酸哌嗪盐和阿魏酸川芎嗪盐的制备

阿魏酸和川芎嗪都存在于中药川芎中，又都具有活血化瘀作用，如抑制血小板聚集、抑制5-羟色胺从血小板中释放、阻止血栓形成等，提示人们这二者极有可能以复合物的形式存在于原生药川芎中。阿魏酸钠在临床上主要用于动脉粥样硬化、冠心病、脑血管病、肾小球疾病、肺动脉高压、糖尿病性血管病变、脉管炎等血管性病症的辅助治疗；阿魏酸哌嗪适用于各类伴有镜下血尿和高凝状态的肾小球疾病的治疗，以及冠心病、脑梗死、脉管炎等疾病的辅助治疗；阿魏酸川芎嗪具有抗血小板聚集(促使聚集血小板解聚)、扩张微血管、解除血管痉挛、改善微循环等作用。

为了改善阿魏酸的溶解度以及综合考虑药物拼合原理，药物化学工作者利用阿魏酸的酸性，将其与无机碱、有机碱(川芎嗪、吡嗪)等成盐，得到了阿魏酸钠、阿魏酸哌嗪、阿魏酸川芎嗪等盐类物质，结果阿魏酸成盐后，药效增强、毒性减小。

阿魏酸分子中含有羧基和酚羟基，具有较强的酸性，在冷水中难溶，可溶于热水、乙醇、乙酸乙酯，易溶于乙醚，能与碱性物质成盐。

本实验学习阿魏酸川芎嗪盐和阿魏酸哌嗪盐的制备方法。

一、实验目的

(1)掌握阿魏酸哌嗪和阿魏酸川芎嗪成盐的原理及制备方法。

(2)熟悉中药有效成分结构修饰的方法。

(3)熟悉药物拼合原理及其在药物设计中的应用。

二、实验原理

阿魏酸具有较强的酸性，能够与无机碱和一些有机碱成盐。

三、实验仪器与试剂

1. 仪器

磁力搅拌器、100 mL 圆底烧瓶、250 mL 烧杯、布氏漏斗、抽滤瓶。

2. 试剂

六水合哌嗪、川芎嗪、无水乙醇、阿魏酸、蒸馏水、活性炭、氢氧化钠，主要试剂和物理参数见表 3-5。

表 3-5 主要试剂和产品物理参数

名称	实验用量	相对分子质量	物质的量/mol	熔点/℃
阿魏酸	3.9 g	194	0.02	168～172
哌嗪(六水)	1.94 g	194	0.01	41～45
川芎嗪	1.36 g	136	0.01	80～82
无水乙醇	60 mL	46	—	−114.3

四、实验步骤

1. 阿魏酸哌嗪盐制备

在圆底烧瓶中放入搅拌子，加入无水乙醇约 30 mL、阿魏酸 3.9 g(0.02 mol)，加热溶解。烧杯中加入乙醇约 10 mL、六水合哌嗪 1.94 g(0.01 mol)，加热溶解备用。开动磁力搅拌器，搅拌下将哌嗪乙醇溶液趁热加到阿魏酸乙醇溶液中。装上回流冷凝管，水浴温度控制在 60 ℃，保持搅拌 1 h。冷却，过滤，用无水乙醇洗涤滤饼。滤饼在 75 ℃鼓风干燥 20～30 min 得阿魏酸哌嗪盐粗品，测定熔点、称重、计算收率。粗品用水重结晶可得白色针状晶体。

2. 阿魏酸川芎嗪盐制备

圆底烧瓶中放入搅拌子，加入无水乙醇约 30 mL、阿魏酸 3.9 g(0.02 mol)，轻微搅拌并加热使之溶解。另在烧杯中加入乙醇 10 mL、川芎嗪 1.36 g(0.01 mol)，加热溶解备用。开动磁力搅拌器，在搅拌下将川芎嗪乙醇溶液慢慢加入阿魏酸乙醇溶液中。装上回流冷凝管，水浴温度控制在 60 ℃继续搅拌 1 h。冷却，过滤，滤饼用乙醇洗涤，70 ℃鼓风干燥 20 min 得阿魏酸川芎嗪盐粗品，测定熔点、称重、计算收率。用 25%乙醇溶液重结晶可得阿魏酸川芎嗪白色针状晶体。

五、结构表征

(1)质谱测定相对分子质量。
(2)核磁共振。
(3)元素分析。

六、实验注意事项

(1)保温搅拌的时候，一定要装上回流冷凝管，此时温度为 60 ℃，乙醇易挥发。
(2)建议用抽滤过滤，不仅快速，还方便洗涤沉淀。
(3)干燥温度不能太高，否则影响产品颜色，有条件时可用真空干燥。

七、思考题

(1)阿魏酸哌嗪盐和阿魏酸川芎嗪盐的设计原理是什么?
(2)改变难溶药物溶解特性的方法有哪些?
(3)就本实验而言，两种盐的制备收率有差别吗？为什么?
(4)这两种盐的含量测定方法有哪些？各有什么优缺点?

实验九　D，L-苯甘氨酸的拆分

D-苯甘氨酸(D-Phenylglycine，D-PG)是合成β-内酰胺类抗生素氨苄西林、头孢氨苄及其衍生物的重要侧链中间体。它的合成方法是先合成消旋体 D，L-苯甘氨酸，然后拆分得到 D-苯甘氨酸。D，L-苯甘氨酸的合成方法较多，归纳起来有：①氯仿法，氯仿、苯甲醛、氢氧化钠或氢氧化钾和氨在常压下反应；②氰化钠法，由氰化钠与苯甲醛缩合得苯海因，再经水解、酸化；③乙醛酸法，乙醛酸与乙腈或乙酰胺加成，然后在催化剂作用下与苯缩合、水解。目前D，L-苯甘氨酸拆分方法有：①酶拆分法；②诱导结晶拆分法；③化学拆分法。对于D-苯甘氨酸，诱导结晶拆分法得到的产物光学纯度较低，难以找到合适的溶剂，使得两种对映体在其中的溶解度有较大差异，且循环量较大，因此，本实验采用化学拆分法，利用手性拆分剂与外消旋体形成的复盐溶解度的差异进行结晶拆分。

一、实验目的

(1)通过D，L-苯甘氨酸的拆分实验，理解对映异构体的各种拆分方法。

(2)理解有机物溶解、结晶的原理及意义，并将其用于分离提纯。

(3)掌握拆分、结晶的基本操作。

二、实验原理

本实验中，D，L-苯甘氨酸(D，L-PG，分子式如Ⅰ)，手性拆分剂为d-樟脑磺酸(d-CS，分子式如Ⅱ)，二者形成的复盐D-PG-d-CS和L-PG-d-CS在水中溶解度有很大差异，可用结晶方法分离。D，L-苯甘氨酸和d-樟脑磺酸溶于热溶剂中，形成非对映异构体复盐的饱和溶液，降低温度则复盐溶解度降低，溶液变成过饱和溶液，在饱和溶液中，结晶和溶解存在动态平衡，可以通过降温和(或)加晶种破坏其平衡使一种结晶优先析出。D-苯甘氨酸-d-樟脑磺酸(D-PG-d-CS，分子式如Ⅲ)溶解度相对较小，则加入D-苯甘氨酸-d-樟脑磺酸晶种后D-苯甘氨酸-d-樟脑磺酸优先结晶析出，过滤时D-苯甘氨酸-d-樟脑磺酸被滤除，L-苯甘氨酸-d-樟脑磺酸留在母液中，从而达到拆分的目的。

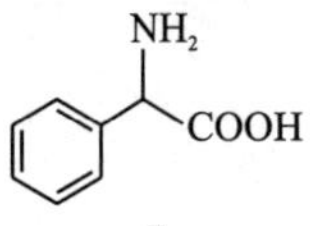

NH_2 COOH O O O=S OH NH_2 H COOH · O SO_3H

Ⅰ 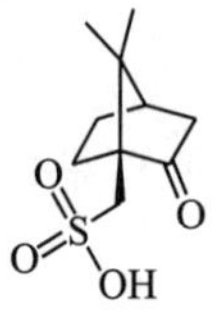 Ⅱ 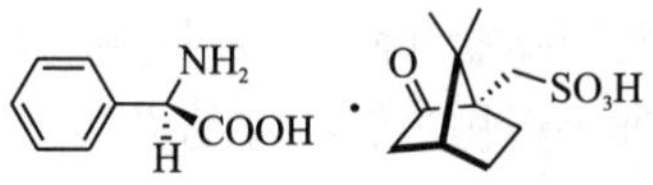 Ⅲ

三、实验仪器与试剂

1. 仪器

三颈烧瓶(100 mL)、电磁搅拌加热器、温度计、短颈漏斗、量筒(100 mL)、培养皿、滴管、吸滤瓶(250 mL)、布氏漏斗、真空泵、滤纸、玻璃棒、烧杯(250 mL、100 mL各一个)、旋光仪。

2. 试剂

D，L-苯甘氨酸(D，L-PG)、d-樟脑磺酸(d-CS)、D-苯甘氨酸-d-樟脑磺酸(D-PG-d-CS)复盐、盐酸(分析纯)。

四、实验步骤

1. 实验方案Ⅰ

1)制备热溶液

在 100 mL 三口瓶中，依次加入 10 g D，L-PG、15.4 g d-CS、40 mL 蒸馏水，装上回流冷凝装置，约 83 ℃水浴加热条件下，搅拌溶解至澄清透明。

2)冷却结晶

得到澄清透明溶液后，停止水浴加热，让三口瓶留在水浴中慢慢冷却 40 min；然后将三口瓶从水浴中取出，在空气中冷却 30 min，如仍然未降至室温，则用冷水冷却。

3)抽滤收获 D-PG-d-CS 复盐晶体

冷却至室温后，如有晶体析出，抽滤得到 D-PG-d-CS 复盐；如无晶体析出，可在冰箱中于 4 ℃下放置数小时至有晶体析出或蒸发部分溶剂后按“冷却结晶”步骤操作。将得到的 D-PG-d-CS 复盐转移至培养皿，干燥，称重。(思考：不需要得到纯 D-PG 吗？怎么去除 d-CS?)

4)测定 D-PG-d-CS 比旋光度

精确称取约 1 g 烘干的 D-PG-d-CS，加入 50 mL 1 mol/L HCl 溶解，用旋光仪测定比旋光度。

2. 实验方案Ⅱ

实验方案Ⅰ的澄清透明液冷却至大约 80 ℃时，加入约 0.4 g D-PG-d-CS 复盐晶种(加入后应有少量固体未溶解)，然后按实验方案Ⅰ中步骤 2)～4)操作。

五、实验数据处理与记录

1. 收率计算

$$\text{D-PG-d-CS}=\frac{\text{实得 D-PG-d-CS 质量}}{\text{理论 D-PG-d-CS 质量}}\times 100\%$$

2. 比旋光度和光学纯度

$$\text{比旋光度}([\alpha])=\frac{\alpha}{l\times c}$$

式中，c 为溶液的浓度，g/ mL；l 为旋光管长度，dm。

$$\text{光学纯度(O. P.)}=\frac{\text{测定 D-PG-d-CS 的比旋光度}}{\text{纯 D-PG-d-CS 的比旋光度}}\times 100\%$$

式中，纯 D-苯甘氨酸-d-樟脑磺酸的比旋光度$[\alpha]_D^{20}=-49.7°$(c=2 g/100 mL，1 mol/L HCl)。

3. 实验数据记录

表 3-6　实验数据记录表

D-PG-d-CS	实验一(不加晶种)	实验二(加晶种)
实得 D-PG-d-CS 质量		
收率		
比旋光度		
光学纯度		

六、实验注意事项

(1)起始的结晶温度是控制其溶液过饱和程度的，如果让溶液在结晶前过度饱和，就会在起始结晶时产生很多的结晶中心，使晶粒增多，无法保障晶粒长大，所以最好控制在稍微过饱和时产生结晶，然后继续产生的结晶即为长大的起初晶粒。

(2)过滤温度高时，晶体纯度高，但收率低；温度低时，可能两种复盐都会析出，收率高，但纯度低。因此要选择合适的过滤温度。

(3)晶种加入量、加入时间、晶种品质都会影响晶体的形成。加入适量的晶种时形成的晶体晶型规整，单晶大，容易与溶剂分离，表面吸附残留的母液较少；不加晶种时形成的晶体较小，且规整度较差，表面吸附残留的母液较多，烘干后母液中的杂质留在晶体上，纯度低。

(4)冷却速度越慢，晶体越规则，也越易成形。

(5)复盐在水中有一定的溶解度，因此溶剂量(包括淋洗液的量)会影响收率。

七、思考题

(1)在布氏漏斗中溶剂洗涤晶体时应注意什么问题?

(2)用母液洗涤和用水洗涤产品有什么区别，各有何利弊?

实验十　硝苯地平的合成

硝苯地平为二氢吡啶类钙离子拮抗剂，具有很强的扩张血管作用，适用于冠脉痉挛、高血压、心肌梗死等症。硝苯地平化学名为 2，6-二甲基-4-(2-硝基苯基)-1，4-二氢-3，5-吡啶二甲酸二甲酯，结构上属于二氢吡啶衍生物，可由韩奇(Hanstzch)反应来合成。

一、实验目的

（1）了解熟悉 Hanstzch 反应的原理及其在二氢吡啶类药物合成中的应用。
（2）掌握薄层色谱法检测药物合成反应过程的方法。
（3）掌握硝苯地平结构、性质及鉴别方法。

二、实验原理

Hanstzch 反应亦称 Hanstzch 吡啶合成或 Hanstzch 二氢吡啶合成（Hanstzch pyridine synthesis 或 Hanstzch dihydropyridine synthesis），由一分子醛、两分子 β-酮酸酯和一分子氨发生缩合反应得到二氢吡啶类衍生物。Hanstzch 反应的机制一般认为是发生了如下所示的反应：一分子 β-酮酸酯和醛反应，另一分子 β-酮酸酯和氨反应生成 β-氨基烯酸酯，所生成的这两个化合物再发生 Micheal 加成，然后失水关环生成二氢吡啶衍生物。二氢吡啶衍生物可进一步氧化得到吡啶衍生物。

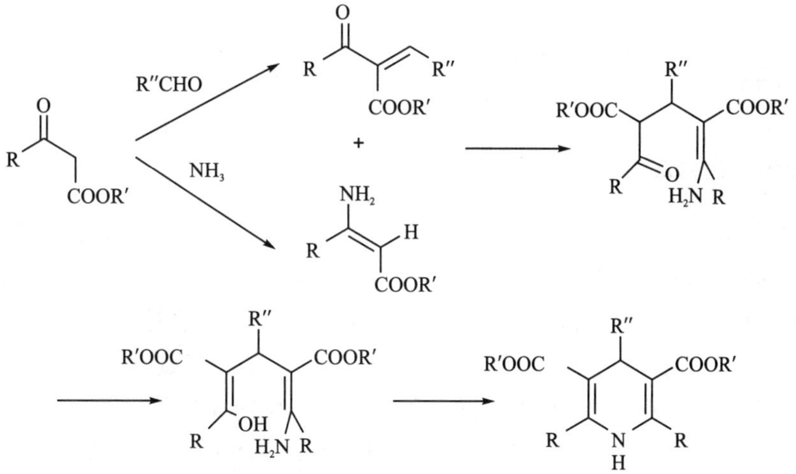

R″CHO　NH$_3$　COOR′　R′OOC　H$_2$N　R　OH　N H

以上可以看出，使用不同的 β-酮酸酯就可以得到不同取代的二氢吡啶衍生物。硝苯地平可以由乙酰乙酸甲酯、邻硝基苯甲醛、氨水缩合得到，合成路线如下：

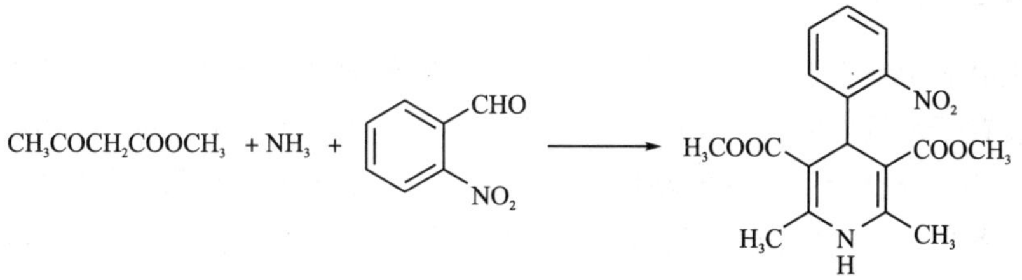

$CH_3COCH_2COOCH_3$ + NH_3 + (CHO, NO_2) ⟶ H_3COOC, $COOCH_3$, NO_2, H_3C, CH_3, N H

三、实验仪器与试剂

1. 仪器

烧杯、量筒、圆底烧瓶、回流冷凝管、磁力加热搅拌装置、抽滤装置、薄层色谱装置、紫外灯、熔点测定仪等。

2. 试剂

邻硝基苯甲醛、乙酰乙酸甲酯、氨水、甲醇，纯度为化学纯以上。主要试剂和产品物理参数见表 3-7。

表 3-7 主要试剂和产品的物理常数

名称	相对分子质量	用量	物质的量/mol	熔点/℃	沸点/℃	溶解性	
						水	醇
邻硝基苯甲醛	151.12	5 g	0.033	44～46	153	微溶	可溶
乙酰乙酸甲酯	116.11	9.7 g	0.084	—	169～171	微溶	可溶
氨水(25%～28%)	35.04	5.5 mL	0.035	—	—	易溶	易溶
甲醇	32.04	—	—	−97	64.7	互溶	易溶
硝苯地平	346.34	—	—	172～174	—	不溶	微溶

四、实验内容

1. 硝苯地平的合成

100 mL 干燥圆底烧瓶中加入邻硝基苯甲醛 5 g(0.033 mol)，乙酰乙酸甲酯 9 mL(约 9.7 g，0.084 mol)，甲醇 13 mL，氨水(25%～28%)5.5 mL(约 0.035 mol)，加入磁力搅拌子一粒，装上回流冷凝装置，于磁力搅拌反应器上常温搅拌反应 0.5 h，缓慢升温到 50～60 ℃反应 2～4 h。反应 2 h 后，每隔 1 h 取少许反应物，用薄层色谱法检查反应情况，如检查不到反应物则表示反应到了终点。反应完成后，冷却，减压除去部分甲醇。静置，冷却到 5 ℃左右，析出黄色结晶。布氏漏斗抽滤，少量冷甲醇洗涤晶体，于 60～65 ℃鼓风干燥 30～40 min 得粗产品，称重。

2. 硝苯地平精制

称取粗品硝苯地平于 100 mL 烧瓶中，加入硝苯地平质量 7 倍(mL/g)左右的甲醇，装上回流装置于水浴上加热回流使硝苯地平溶解，必要时可趁热过滤。滤液冷却、析晶、过滤收获晶体、少量冷甲醇洗涤晶体。晶体在 75 ℃下干燥、称重、测定熔点、计算收率。粗品硝苯地平也可以用 95%乙醇重结晶来提纯。纯硝苯地平为黄色或浅黄色结晶，熔点 172～174 ℃。

五、实验注意事项

(1)如果不用磁力搅拌(搅拌子)，可以在反应烧瓶中加入沸石。

(2)反应温度宜控制在 50～60 ℃，若温度过高，副反应加剧，生成的副产物多。

(3)重结晶析出晶体时，尽量采用自然冷却。

六、思考题

(1)查阅文献，了解 Hanstzch 反应的机理及其在药物合成中的应用。
(2)查阅文献、了解硝苯地平合成研究进展。
(3)如何检测药物合成反应进行的程度?
(4)如何鉴别硝苯地平?

实验十一　丙戊酸钠的合成

丙戊酸钠(sodium valproate)，化学名为 2-丙基戊酸钠盐，是一种不含氮的广谱抗癫痫药。对人的各型癫痫，如各型小发作、病灶性癫痫、精神运动性发作以及癫痫造成的性格行为障碍的预防和治疗均有效。口服吸收快而完全，主要分布在细胞核外，在血中大部分与血浆蛋白结合。多用于其他抗癫痫药无效的各型癫痫病人，尤以治疗小发作为最佳。

一、实验目的

(1)掌握以丙二酸二甲酯为原料合成丙戊酸钠的方法。
(2)熟悉精馏和减压蒸馏的操作过程。
(3)了解精馏分离的原理。

二、实验原理

丙戊酸钠合成方法很多，本实验采用文献公开报道的以丙二酸二甲酯为原料，PEG-400 为催化剂，经烃化、水解、脱羧、成盐等过程合成丙戊酸钠。反应方程式为

H_3CO　OCH_3　O　O　$\xrightarrow[CH_3ONa/CH_3OH]{CH_3CH_2CH_2Br}$　H_3CO　OCH_3　O　O　$\xrightarrow[回流]{NaOH}$

$\xrightarrow{HCl}$　HO　O　$\xrightarrow{NaOH}$　NaO　O

三、实验仪器和试剂

1. 仪器

红外光谱仪、熔点仪、核磁共振仪等。

2. 试剂

丙二酸二甲酯、溴正丙烷、甲醇钠、氮气、氢氧化钠、乙醇、聚乙二醇(PEG-400)等，主要试剂和产品物理参数见表 3-8。

表 3-8 主要试剂和产品物理参数

名称	相对分子质量	用量/g	物质的量/mol	熔点/℃	沸点/℃	溶解性	
						水	醇
丙二酸二甲酯	132.11	12.5	0.094	−62	181.4	微溶	可溶
溴正丙烷	122.99	21.5	0.175	−110	71	微溶	易溶
甲醇钠	54.02	10	0.19	—	—	易溶	易溶
二丙基丙二酸二甲酯	218.29	17	0.078	—	—	难溶	—
丙戊酸	144.21	—	—	—	221	微溶	可溶
丙戊酸钠	166.19	—	—	300	220	可溶	—

四、实验步骤

将丙二酸二甲酯 12.5 g(0.094 mol)、溴正丙烷 21.5 g(0.175 mol)、丙二酸二甲酯 6%物质的量的 PEG-400 加入装有温度计、滴液漏斗、回流冷凝管和搅拌装置的 250 mL 三颈烧瓶中，控制温度不高于 45 ℃，搅拌下通过滴液漏斗滴加 30%甲醇钠 33 g(甲醇钠 9.9 g，0.19 mol)，加完后维持内温 50 ℃反应 0.5 h 后，升温到 60 ℃，回流反应 4 h。反应完成后，通氮气保护，改反应装置为蒸馏装置开始蒸馏，低沸点(气相 60 ℃)物被馏出，当液相温度达到 124 ℃时，停止精馏。降温到 90 ℃，加蒸馏水 24 mL，并调 pH 为 2.7，搅拌 10 min，静置 2~3 h 分层，水层回收溴化钠。油层即为二丙基丙二酸二甲酯，称重(约 17 g)。

将上步的二丙基丙二酸二甲酯 17 g(0.07 mol)、30%氢氧化钠 4.1 g、95%乙醇 12 g(0.26 mol)搅拌加热回流 2 h，加水 200 mL，升温蒸馏回收乙醇，冷却到室温，用甲苯萃取至甲苯无色。水层酸化 pH≤2，加水 8 mL，搅拌 30 min。减压蒸馏，收集 110~120 ℃/0.095 MPa 馏分为丙戊酸。

将丙戊酸 3.6 g(0.025 mol)，用 30% NaOH 调 pH 至 8.0，搅拌 45 min，加甲苯 45 mL，升温回流 1 h，降温到 28 ℃静置 3 h，用 30% NaOH 精调 pH 为 7.5，蒸馏回收甲苯，过滤干燥得丙戊酸钠。

五、结构确证

(1)红外光谱图与对照品比较。

(2)核磁共振波谱。

六、实验注意事项

(1)第一步缩合反应为放热反应，滴加甲醇钠的过程中要严格控制反应温度和时间，否则将有丙基单取代产物生成。

(2)丙戊酸的合成过程中，用甲苯萃取是为了除去未反应的溴丙烷、溴代副产物及有色杂质。

(3)丙戊酸钠制备过程中，调节 pH 至 8.0 左右，再次用甲苯萃取，最后用盐酸调节 pH 至 2.0 左右，目的是除去杂质。

七、思考题

(1)丙戊酸钠的合成路线还有哪些?

(2)本实验采用了精馏来除去杂质，以提高中间体的纯度，精馏分离杂质的原理是什么?精馏操作需注意些什么?

第四章　药物合成实验(综合)

实验十二　扑炎痛的合成

扑炎痛，亦称贝诺酯，化学名为2-(乙酰氧基)苯甲酸-4-(乙酰氨基)苯酯，属于解热镇痛药，临床用于类风湿关节炎、急慢性风湿关节炎、风湿痛、感冒发烧、头痛、神经痛及术后疼痛。扑炎痛是由药物乙酰水杨酸(阿司匹林)和乙酰氨基酚(扑热息痛)根据拼合原理设计而成的，既保留了两种药物的原作用，也兼具协同作用，是一种解热、消炎的药物；同时由于该药在胃肠道内不水解，避免了对胃肠道的刺激；此外扑炎痛毒性低，作用时间长，我国1975年开始人工合成扑炎痛，现已经有多种完善的合成方法。本实验采用乙酰水杨酸(阿司匹林)酰氯化两步法合成扑炎痛。

一、实验目的

(1)学习二氯亚砜在制备酰氯化合物中的应用。

(2)复习药物设计的结构修饰原理。

(3)巩固有机溶剂重结晶和有毒尾气的吸收方法。

二、实验原理

扑炎痛的合成反应实质上是乙酰水杨酸分子上的羧基和对乙酰氨基酚分子上的羟基发生酯化反应。通常情况下，酸和醇的酯化反应是可逆反应，且反应速度慢，需要催化剂和移走产物以提高反应产率。本实验先将乙酰水杨酸在DMF催化下与二氯亚砜反应制得乙酰水杨酸酰氯，然后与对乙酰氨基酚钠反应成酯，反应过程如下：

$$\text{2-}(OCOCH_3)C_6H_4COOH + SOCl_2 \xrightarrow{DMF} \text{2-}(OCOCH_3)C_6H_4COCl + HCl + SO_2$$

$$H_3COCHN\text{-}C_6H_4\text{-}OH + NaOH \longrightarrow H_3COCHN\text{-}C_6H_4\text{-}ONa + H_2O$$

$$\text{2-}(OCOCH_3)C_6H_4COCl + H_3COCHN\text{-}C_6H_4\text{-}ONa \longrightarrow \text{2-}(OCOCH_3)C_6H_4C(=O)O\text{-}C_6H_4\text{-}NHCOCH_3 + NaCl$$

三、实验仪器与试剂

1. 仪器

三颈烧瓶、球形冷凝管、量筒、温度计、烧杯、滴液漏斗、抽滤瓶、布氏漏斗、循环水泵、磁力加热搅拌器。

2. 试剂

阿司匹林、对乙酰氨基酚、二氯亚砜、二甲基甲酰胺(DMF)、无水丙酮、95%乙醇、活性炭、氢氧化钠等，主要试剂和产物的理化参数见表 4-1。

表 4-1　主要试剂和产品的理化参数

名称	实验用量	相对分子质量	物质的量	熔点/℃	沸点/℃	溶解性	
						水	醇
阿司匹林	4.5 g	180.16	0.025	136～140	—	难溶	易溶
对乙酰氨基酚	3.2 g	151.16	0.021	169～171	—	难溶	易溶
二氯亚砜	3.5 g	118.97	0.029	—	78.8 ℃	水解	—
二甲基甲酰胺(DMF)	1～2 滴	73.10	—	—	—	—	—

四、实验内容

1. 乙酰水杨酸酰氯的制备

在装有温度计、回流冷凝管(与装有氯化钙的干燥管连接，尾气通入盛有氢氧化钠溶液的烧杯中)的 100 mL 干燥三颈烧瓶中加入 4.5 g(0.025 mol)阿司匹林和 1～2 滴 DMF；滴液漏斗中加入 3.5 g 新蒸二氯亚砜，并将其装在三颈烧瓶上。往三颈烧瓶中放入磁力搅拌子搅拌，滴加二氯亚砜(速度为 1 D/s，以反应液温度不超过 30 ℃为宜)。如温度升高，可暂停滴加或水浴中加冰块降温。二氯亚砜滴加完毕后，继续搅拌，缓缓升温至 65 ℃保持 1.5 h 或保温至无尾气产生。保温结束后，冷却，减压除去多余的二氯亚砜，残留物称重、计算收率，然后用无水丙酮 3 mL 溶解，装入滴液漏斗中备用。

2. 扑炎痛粗品的制备

在装有温度计、搅拌装置的 100 mL 三颈烧瓶中，加 18 mL 水、1.4 g 氢氧化钠，搅拌使氢氧化钠溶解。控制温度在 0 ℃左右(冰水浴)，缓缓加入 3.2 g(0.021 mol)对乙酰氨基酚(粉状，每次少量)。待对乙酰氨基酚完全溶解后，在剧烈搅拌条件下滴加上步制得的乙酰水杨酸酰氯溶液，滴加完毕后，调节溶液 pH≥13.5，在 0～5 ℃保温搅拌 30 min。抽滤，所得沉淀用冰水洗至中性，得扑炎痛粗品。

3. 扑炎痛重结晶

将扑炎痛粗品加入适量的95%乙醇中(约为粗品量的6～7倍)，水浴加热回流溶解，稍冷，加入适量的活性炭脱色半小时，趁热抽滤，滤液放置自然降温至10 ℃以下，析出结晶。抽滤，用少量乙醇洗涤晶体，干燥，称重，测熔点(文献值熔点为175～176 ℃)，计算收率。

五、实验注意事项

(1)二氯亚砜对眼有刺激性，对皮肤有腐蚀性，应在通风橱中取用。酰氯化反应中产生的尾气有毒，要安装尾气吸收装置。

(2)制备酰氯需无水操作，仪器必须预先干燥，回流时需采用防潮装置。

(3)调节pH时用20%氢氧化钠溶液，不宜用粉状氢氧化钠。

六、思考题

(1)本实验反应为何需要调pH>13.5?

(2)用二氯亚砜($SOCl_2$)作酰氯化反应试剂的优点是什么?会放出什么尾气?请设计一种简单的气体吸收装置。

(3)在反应中为什么要将对乙酰氨基酚的酚羟基转化成酚钠?

(4)试解释DMF催化酰氯化反应的机理。

实验十三　水杨酰苯胺的合成

水杨酰苯胺又称*N*-苯基水杨酰胺，具有较强的抗真菌作用，对小孢子菌和某些毛癣菌有效。临床上常用5%软膏治疗皮癣，与十一烯酸配合，可增强效果、减少刺激。水杨酰苯胺是很好的防霉剂，用于织品的防霉，也用作香皂、化妆品等日化品的杀菌剂。水杨酰苯胺的合成有以水杨酸和乙酰水杨酸分别与苯胺反应的两种途径。在操作方法上也有将水杨酸、苯胺、三氯化磷按3∶3∶1的物质的量比混合，然后在四氯化碳介质中反应得到水杨酰苯胺，即所谓的“一锅法”合成本品。为了避免使用四氯化碳，本实验采取先合成乙酰水杨酸苯酯，然后与苯胺反应得水杨酰苯胺粗品，95%乙醇重结晶得到产品的两步法。水杨酰苯胺为白色结晶性粉末，几乎无臭，微溶于冷水，略溶于乙醚、氯仿、丙二醇，易溶于碱性溶液，熔点为135.8～136.2 ℃。

一、实验目的

(1)了解对药物结构的修饰方法。
(2)掌握酚酯化和酰胺化的反应原理。

二、实验原理

在缩合剂(或称氯化剂)三氯化磷的存在下，水杨酸和苯酚发生缩合反应生成水杨酸苯酯，然后水杨酸苯酯作为酰化剂将苯胺酰化，乙醇重结晶得到产品。具体合成路线如下：

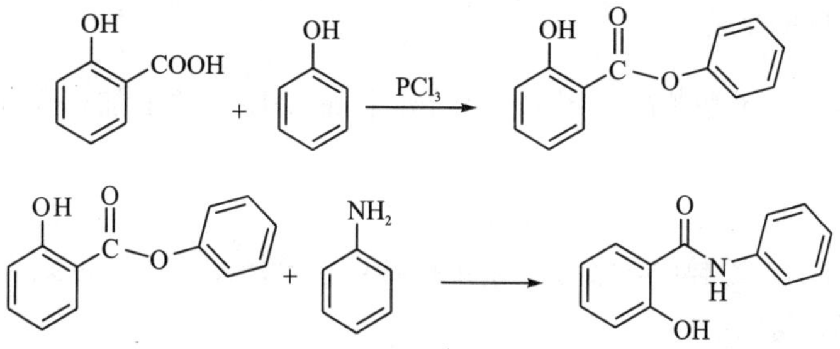

三、实验仪器与试剂

1. 仪器

三颈烧瓶(100 mL)、球形冷凝管、量筒(10 mL，25 mL)、温度计(100 ℃，200 ℃)、烧杯(200 mL，100 mL)、吸滤瓶、布氏漏斗、循环水泵、磁力加热搅拌装置。

2. 试剂

水杨酸、苯酚、三氯化磷、苯胺、95%乙醇等，主要试剂和产品的理化参数见表 4-2。

表 4-2　主要试剂和产品的理化参数

名称	实验用量	相对分子质量	物质的量/mol	熔点/℃	沸点/℃	溶解性	
						水	醇
水杨酸	7 g	138.12	0.05	158~161	—	难溶	易溶
苯酚	5 g	94.11	0.053	40.6	—	微溶	易溶
三氯化磷(d=1.574)	2 mL	137.33	0.023	—	76	—	—
苯胺	—	93.14	—	—	184.4	可溶	易溶
水杨酸苯酯	—	214.23	—	41.9	172~173	难溶	易溶

四、实验内容

1. 水杨酸苯酯的制备

在干燥的 100 mL 三颈烧瓶上安装搅拌器、温度计和球形冷凝器（与排气管连接，通入盛有 NaOH 溶液的烧杯中），依次加入苯酚 5 g，水杨酸 7 g，油浴加热至熔融，控制油浴温度在(140±2) ℃。通过滴液漏斗缓缓加入三氯化磷 2 mL，此时有氯化氢气体产生。三氯化磷加毕，维持油浴温度在(140±2) ℃，反应 2 h 后，趁热在搅拌下将溶液倾入 50 mL 水(50 ℃)中，于冰水浴中不断搅拌至固体全部析出，过滤、水洗，得粗品。

2. 水杨酰苯胺的制备

将上步制得的水杨酸苯酯，投入 100 mL 圆底烧瓶，油浴加热至 120 ℃，使熔融，不时摇动圆底烧瓶，并在此温度下维持 5 min 左右，然后按 1 g 水杨酸苯酯加 0.45 mL 苯胺的比例加入苯胺。安装回流冷凝器，加热至(160±5) ℃，反应 2 h，温度稍降后，趁热倾入 30 mL 85%乙醇中，置冰水浴中搅拌，直至结晶析出，过滤，用少量 85%乙醇洗涤两次，干燥，得粗品。

3. 水杨酰苯胺精制

取粗品，投入装有回流冷凝器的圆底烧瓶中，加 4 倍量的(*W*/*V*) 95%乙醇，在 60 ℃水浴中，使之溶解，加少量活性炭及 EDTA 脱色 5 min，趁热过滤，滤液冷却析晶。过滤，用少量乙醇洗晶体两次(母液回收)，干燥得本品。测熔点，计算收率。

4. 结构确证

(1)薄层色谱(TLC)参照品对照法。

(2)红外吸收光谱参照品对照法。

(3)核磁共振波谱法。

五、实验注意事项

(1)本实验采用先合成水杨酸苯酯，然后再将苯胺酰化，而不是直接用水杨酸酰化苯胺。这是因为，氨基中的氮原子的亲核能力较羟基的氧原子强，一般可用羧酸或羧酸酯为酰化剂，而酯基中则以苯酯最活泼，且避免了羧酸与氨基物成盐的问题，因此羧酸酯类常作为 *N*-酰化的酰化剂。

(2)产品精制需加少量 EDTA，因为酚羟基易受金属离子催化氧化，使产品带有颜色。加入 EDTA 的目的是络合金属离子，防止产品氧化着色。

(3)三氯化磷具有刺激性和强腐蚀性及强毒性，接触人体造成灼伤，吸入将严重伤害肺及黏膜，应在通风橱中取用，并戴手套和护目眼镜。

六、思考题

(1)水杨酰苯胺的合成，可否用水杨酸直接酯化?

(2)产品精制时，为什么要在 60 ℃使之溶解?

(3)脱色时为什么要加入少量 EDTA?

实验十四　阿司匹林铝的合成

阿司匹林临床应用极为广泛，但在大剂量口服时，对胃黏膜有刺激作用，甚至引起胃出血。为克服这一缺点，常将其做成盐、酯和酰胺。阿司匹林铝即是其中之一，它的疗效和阿司匹林相近，但对胃黏膜刺激性较小。阿司匹林铝化学名为羟基双(乙酰水杨酸)铝，化学结构式为

OH
COO—Al—OOCH$_2$
H_3COCO　　　　$OCOCH_3$

阿司匹林铝为白色或类白色粉末，几乎不溶于水和有机溶剂，溶于氢氧化钠或碳酸钠水溶液中，同时分解。

一、实验目的

(1)了解药物结构修饰方法。

(2)掌握无水反应、减压蒸馏的基本操作。

二、实验原理

阿司匹林铝的合成利用异丙醇铝与阿司匹林反应，反应式如下：

COOH
$OCOCH_3$
2　　+　$Al[OCH(CH_3)_2]_3$　⟶

OH
COO—Al—OOCH$_2$
H_3COCO　　　　$OCOCH_3$

三、实验仪器与试剂

1. 仪器

圆底烧瓶(100 mL)、球形冷凝管、量筒(10 mL，25 mL)、温度计(100 ℃)、干燥管、烧杯(200 mL，100 mL)、吸滤瓶、布氏漏斗、循环水泵、磁力加热搅拌器。

2. 试剂

铝片、氯化汞、异丙醇、四氯化碳、阿司匹林等，主要试剂及产品理化参数见表 4-3。

表 4-3 主要试剂和产品的理化参数

名称	实验用量	相对分子质量	物质的量/mol	熔点/℃	沸点/℃	溶解性	
						水	醇
阿司匹林	12 g	180.16	0.067	136～140	—	难溶	易溶
异丙醇(d=0.7855)	20 mL	60.06	0.26	—	82.45	可溶	可溶
铝片	1.8 g	27	0.067	660	—	难溶	难溶
氯化汞	少许	271.50	—	277	—	可溶	可溶
四氯化碳	2 滴	153.84	—	—	76.8	难溶	易溶
异丙醇铝	6.8 g	204	0.33	128～132	138～148	分解	可溶

四、实验内容

1. 异丙醇铝的制备

称取 1.8 g 铝片，剪细，置 100 mL 圆底烧瓶中，加入少许氯化汞，异丙醇 20 mL，装好回流冷凝器及干燥管，油浴加热至沸腾，从冷凝器上口加入四氯化碳 2 滴，维持油浴温度 120 ℃左右，加热回流至铝片全部消失(1.5～2 h)，溶液呈黑灰色，改为减压蒸馏装置，水泵减压回收异丙醇，然后用油泵减压蒸出异丙醇铝(142～150 ℃/25mmHg)。得透明油状物或白色蜡状物，计算收率。

2. 阿司匹林羟基铝的制备

称取异丙醇铝 6.8 g，置 100 mL 三颈烧瓶中，加异丙醇 14 mL，开动搅拌，于油浴中加热至 45 ℃(内温)，溶液呈乳白色浑浊，搅拌下加入阿司匹林 12 g，几分钟后溶液呈透明，控制反应温度 55～57 ℃(不要超过 60 ℃)，搅拌 30 min，再冷却至 30 ℃，搅拌下加入 40 mL 异丙醇和水的混合液(37 mL 异丙醇和 3 mL 水)，形成大量白色沉淀，再于 30 ℃下搅拌 30 min，抽滤，用异丙醇 10 mL 洗一次，干燥得白色粉末状产品，计算收率。

3. 结构确证

(1)红外吸收光谱法、标准物 TLC 对照法。

(2)核磁共振波谱法。

五、实验注意事项

(1)加入的氯化汞以直径为 1 mm 大小的颗粒为宜，过大反而使反应变慢。

(2)加入异丙醇和水的混合液进行水解反应时，由于阿司匹林分子中的乙酰氧基和铝原子呈络合状态，故在本实验条件下，乙酰基不会水解下来。

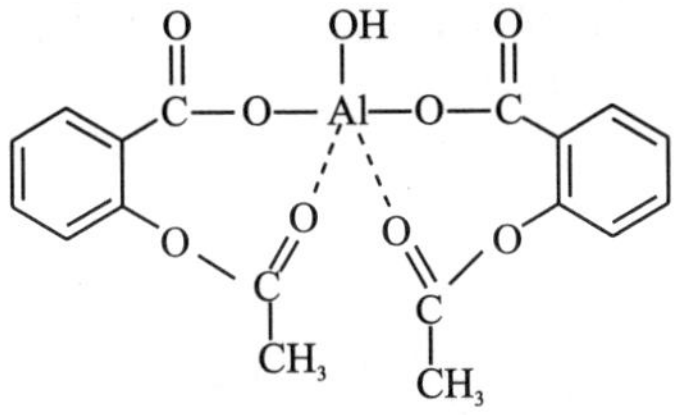

(3)铝片应剪成细丝(细长状)，长短均匀，如有少量铝丝不溶，也应水泵减压蒸出异丙醇，不会影响产量。

六、思考题

(1)试述减压蒸馏的操作要点。

(2)试述常用药物成盐方法及意义。

(3)蒸馏异丙醇铝为什么要换油泵抽真空?

实验十五　阿司匹林镁脲的制备

阿司匹林镁脲不仅具有阿司匹林的功用，镁离子还具有对中枢的抑制作用及对外周血管的直接舒张作用，因此，可用于预防和治疗心脑血管疾病。

一、实验目的

(1)了解阿司匹林前体药物——阿司匹林镁脲合成的方法。

(2)熟悉回流、蒸馏、抽滤等基本操作。

二、实验原理

在水或水-乙醚介质中，以阿司匹林和碱式碳酸镁反应制备阿司匹林镁，再与脲络合制备高纯度阿司匹林镁脲，其合成路线如下：

$$\text{C}_6\text{H}_4(\text{OCOCH}_3)\text{COOH} + \text{Mg(OH)}_2\cdot 4\text{MgCO}_3\cdot 6\text{H}_2\text{O} \xrightarrow[40℃]{\text{H}_2\text{O/醚}} [\text{C}_6\text{H}_4(\text{OCOCH}_3)\text{COO}^-]_2\text{Mg}^+\cdot 4\text{H}_2\text{O}$$

$$[\text{C}_6\text{H}_4(\text{OCOCH}_3)\text{COO}^-]_2\text{Mg}^+\cdot 4\text{H}_2\text{O} + \text{H}_2\text{N—}\overset{\text{O}}{\overset{\|}{\text{C}}}\text{—NH}_2 \xrightarrow[2\text{h}]{\text{丙酮}} [\text{C}_6\text{H}_4(\text{OCOCH}_3)\text{COO}^-]_2\text{Mg}^+\cdot \text{H}_2\text{N—}\overset{\text{O}}{\overset{\|}{\text{C}}}\text{—NH}_2$$

三、实验仪器与试剂

1. 仪器

电热恒温水浴箱、磁力加热搅拌器、熔点测定仪等。

2. 试剂

阿司匹林、碱式碳酸镁、尿素、乙醚、丙酮、异丙醇等，主要试剂和产品的理化参数见表 4-4。

表 4-4 主要试剂和产品的理化参数

名称	实验用量/g	相对分子质量	物质的量/mol	熔点或沸点/℃	溶解性	
					水	醇
阿司匹林	7.20	180.16	0.04	136～140	难溶	易溶
碱式碳酸镁	2	503.80	0.004	—	难溶	难溶
尿素	0.15	60.06	0.0025	131～135	易溶	易溶
乙醚	—	74.12	—	34.6	难溶	易溶
丙酮	—	58.08	—	56.53	易溶	易溶
异丙醇	—	60.06	—	82.45	易溶	易溶

四、实验内容

1. 阿司匹林镁的制备

精密称取粉末状阿司匹林 7.2 g，加入蒸馏水 14.4 mL，搅拌，40 ℃水浴加热，分次加入碱式碳酸镁[$Mg(OH)_2 \cdot 4MgCO_3 \cdot 6H_2O$]2 g，并不断搅拌。待二氧化碳逸尽，反应物大部分溶解，测定 pH=6.5～6.7 时取出，放冷，再加入乙醚 14.4 mL。安装回流装置，于磁力加热搅拌器上搅拌 3 h。抽滤，滤液中加入 8 倍量异丙醇，搅拌片刻，室温放置 2～3 h，析出阿司匹林镁白色结晶。抽滤，以少量乙醚洗涤沉淀 1～2 次，抽干，称重，测熔点，计算收率。

2. 阿司匹林镁脲的合成

取上步制备的阿司匹林镁 1 g，尿素 0.15 g，丙酮 10 mL 于 50 mL 烧杯中，搅拌约 2.5 h，抽滤，以少量乙醚洗涤 1～2 次，抽干，得阿司匹林镁脲，干燥，称重，测熔点，计算收率。

五、实验注意事项

(1)碱式碳酸镁如为颗粒，宜先磨成粉末使用，最好分次加入。

(2)反应温度不能超过 45 ℃。

(3)产品干燥时，用真空干燥为宜。

六、思考题

(1)可以用氢氧化镁替代碱式碳酸镁吗？为什么？

(2)查阅资料，了解阿司匹林镁脲的临床应用及常用剂型。

(3)查阅资料，了解阿司匹林镁脲其他的合成方法。

实验十六　磺胺醋酰钠的合成

磺胺醋酰钠又名磺胺乙酰钠、磺醋酰胺钠(sulphacetamide sodium，SA-Na)等，化学名为 *N*-[(4-氨基苯基)-磺酰基]-乙酰胺钠-水合物。磺胺醋酰钠和对氨基苯甲酸结构相似，能竞争性抑制细菌的二氢叶酸合成酶，从而抑制细菌的生长和繁殖，属于广谱抗菌药。目前，磺胺醋酰钠主要用于由易感细菌引起的浅表性结膜炎、角膜炎、睑缘炎等，也用于沙眼和衣原体感染的辅助治疗、霉菌性角膜炎的辅助治疗以及眼外伤、慢性泪囊炎、结膜、角膜及内眼手术的前、后预防感染等。

磺胺醋酰为制备磺胺醋酰钠的原料，其最先合成于 1941 年，被中国及多国药典收载。除磺胺醋酰钠在临床被广泛应用外，尚有其银盐、锌盐、铜盐等金属盐的研究报道。其疗效肯定，副反应小，不失为一种较好的药物。

一、实验目的

(1)掌握乙酰化反应的原理。

(2)通过磺胺醋酰钠的合成，掌握如何控制反应过程的 pH、温度等条件及利用生成物与副产物不同的性质来分离副产物，达到分离提纯的目的。

二、实验原理

以磺胺为原料，乙酸酐为酰化剂，在 pH=12～14 的碱性液中对磺酰氨基 N 进行选择性酰化来制备磺胺醋酰；通过调节 pH 除去副产物，精制得符合熔点要求的磺胺醋酰后，用 5% NaOH 乙醇液与其成盐来制备磺胺醋酰钠。

合成路线如下：

$$H_2N\text{-}C_6H_4\text{-}SO_2NH_2 + (CH_3CO)_2O \xrightarrow[pH=12\sim13]{NaOH} H_2N\text{-}C_6H_4\text{-}SO_2N(Na)COCH_3 \xrightarrow[pH=4\sim5]{HCl} H_2N\text{-}C_6H_4\text{-}SO_2NHCOCH_3 \xrightarrow[pH=7\sim8]{NaOH} H_2N\text{-}C_6H_4\text{-}SO_2N(Na)COCH_3$$

三、实验仪器及试剂

1. 仪器

三颈烧瓶(250 mL)、球形冷凝管、温度计(100 ℃)、滴液漏斗(25 mL)、烧杯(200 mL，100 mL)、吸滤瓶、布氏漏斗、循环水泵、磁力加热搅拌器。

2. 试剂

主要试剂包括磺胺、乙酸酐、氢氧化钠等，理化参数见表 4-5。

表 4-5 主要试剂和产品的理化参数

名称	实验用量	相对分子质量	物质的量/mol	熔点/℃	沸点/℃	溶解性	
						水	醇
磺胺	17.2 g	172.21	0.1	164～167	—	难溶	易溶
乙酸酐	13.6 mL	102.09	0.123	—	139.35	易溶	可溶
氢氧化钠	—	40.1	0.1925	318	—	可溶	可溶
磺胺醋酰	—	214.24	—	182～184	—	难溶	可溶
磺胺醋酰钠	—	236.23	—	257	—	可溶	可溶

四、实验内容

1. 磺胺醋酰(SA)的制备

(1)在装有滴液漏斗和回流冷凝管的三颈烧瓶中投入磺胺 17.2 g 及 22.5%氢氧化钠溶液 22 mL，搅拌，水浴加热至 50 ℃左右。

(2)待物料溶解后，滴加乙酸酐 3.6 mL，约 5 min 后滴加 77%氢氧化钠溶液 2.5 mL，并保持反应液 pH 在 12~13 之间。

(3)随后每隔 5 min 交替滴加乙酸酐及氢氧化钠溶液，每次 2 mL，滴加乙酸酐总量为 13.6 mL，加料期间反应温度维持在 50~55 ℃及 pH 12~13。

(4)加料后，继续保持温度搅拌反应 30 min，将反应液转入烧杯中，加水 20 mL 稀释。用浓盐酸调 pH 至 7，于水浴中放置 1~2 h，冷却析出固体。

(5)抽滤固体，用适量冰水洗涤。洗液与滤液合并后用浓盐酸调 pH 至 4~5，滤取沉淀压干。

(6)沉淀用 3 倍量的 10%盐酸溶解，放置 30 min，抽滤除去不溶物。滤液(如有颜色则加少量活性炭室温脱色后过滤)用 40%氢氧化钠溶液调 pH 至 5，得磺胺醋酰黄色固体，抽滤，纯水洗涤。

(7)于红外灯下(或烘箱)干燥得磺胺醋酰产品，称重，测定熔点。

2. 磺胺醋酰钠的制备

将上一步中所得的磺胺醋酰投入烧杯中，滴加少量(0.5 mL)水润湿，于水浴上加热至 90 ℃，滴加计算量的 20%氢氧化钠溶液至恰好溶解，且溶液达 pH 为 7~8，趁热抽滤，滤液转至小烧杯中放冷析出晶体，抽滤，干燥，得磺胺醋酰钠。称重、测定熔点。

五、实验注意事项

(1)本实验中使用的氢氧化钠溶液有多种不同浓度，在实验中切勿用错，否则会导致实验失败。

(2)滴加乙酸酐和氢氧化钠溶液是交替进行的，每滴完一种溶液后，让其反应 5 min，再滴加另一种溶液，滴加速度不宜过快。

(3)反应中保持反应 pH 在 12~13 很重要，否则收率将会降低。

(4)在 pH 为 7 时析出的固体不是产物，应弃去，产物在滤液中。

(5)在 pH 为 4~5 时析出的固体是产物。

(6)本实验中，溶液 pH 的调节是反应能否成功的关键，应小心注意，否则实验会失败或收率降低。

六、思考题

(1)为什么在第一步反应中会生成副反应产物——磺胺双醋酰?

(2)磺胺醋酰钠的合成中为什么交替滴加乙酸酐和氢氧化钠?

(3)酰化液处理的过程中，pH 为 7 时析出的固体是什么? pH 为 5 时析出的固体是什么? 10%盐酸中的不溶物是什么?

(4)为什么在 10%盐酸中有不溶物析出?

(5)反应过程中，调节 pH 在 12~13 是非常重要的。若碱性过强，其结果是磺胺较多，磺胺醋酰次之，双乙酰物较少；碱性过弱的结果是双乙酰物较多，磺胺醋酰次之，磺胺较少，为什么?

(6)将磺胺醋酰制成钠盐时，为什么要严格控制 NaOH 溶液的用量?

实验十七 联苯丁酮酸的合成

联苯丁酮酸(芬布芬)为一种长效非甾体消炎镇痛药，为联苯乙酸的前体药物，在体内代谢生成联苯乙酸，联苯乙酸可抑制前列腺素的合成，从而阻断炎性介质释放，发挥药理作用，因此，避免了活性物质直接对胃肠道的刺激，减轻了胃肠道反应，减少溃疡病的发生。适用于风湿性关节炎、类风湿性关节炎、骨关节炎、强直性脊椎炎及急性痛风等，亦用于牙痛、外伤疼痛、手术后疼痛。本品口服后 2 h 左右即被吸收 80%。活性代谢物的血浓度在 6~8 h 达峰值。半衰期($t_{\frac{1}{2}}$)约 7 h，但 72 h 仍在血中可以测到。

一、实验目的

(1)学习傅-克酰化反应的原理、方法以及在药物合成中的应用。

(2)掌握联苯丁酮酸的合成路线、方法。

(3)熟悉无水操作和水蒸气蒸馏操作的方法及装置。

二、实验原理

傅里德-克拉夫茨反应(Friedel-Grafts)简称傅－克反应，指芳香烃在无水三氯化铝等催化剂存在下，同卤代烃、酰氯或酸酐作用，在芳环上发生亲电取代反应，引入烷基或酰基的反应。本实验以联苯、丁二酸酐为原料，在三氯化铝的催化下进行傅-克酰化反应制得联苯丁酮酸。

$$\text{联苯} + \text{琥珀酸酐} \xrightarrow[C_2H_4Cl_2]{AlCl_3} \text{联苯}-COCH_2CH_2COOH$$

三、实验仪器和试剂

1. 仪器

回流装置、水蒸气蒸馏装置、过滤装置、熔点测定装置等。

2. 试剂

1,2-二氯乙烷、无水三氯化铝、琥珀酸酐(丁二酸酐)、联苯、浓盐酸、碳酸钠、硫酸、活性炭。主要试剂和产品的理化参数见表 4-6。

表 4-6　主要试剂和产品的理化参数

名称	实验用量	相对分子质量	物质的量/mol	熔点/℃	沸点/℃	溶解性	
						水	醇
1,2-二氯乙烷	40 mL	98.97	0.4	−35	83～84	难溶	易溶
无水三氯化铝	6.67 g	133.35	0.05	190	—	易溶	易溶
琥珀酸酐	2.5 g	100.07	0.025	—	119.6	微溶	可溶
联苯	3.1 g	154.21	0.02	68.5～70	255	难溶	可溶
联苯丁酮酸	—	254.3	—	185～188	—	难溶	可溶

四、实验内容

在 150 mL 三颈烧瓶中加入 1,2-二氯乙烷 40 mL(约 0.4 mol)和无水三氯化铝 6.67 g(约 0.05 mol),搅拌,适当加热(不超过 50 ℃,以不产生白烟为宜),使三氯化铝溶解于 1,2-二氯乙烷。待无水三氯化铝溶解后,在 10～15 ℃下加入琥珀酸酐 2.5 g(约 0.025 mol)和联苯 3.1 g(约 0.02 mol),维持温度 30～45 ℃继续搅拌 2 h(观察记录反应液颜色变化过程)。反应结束后,将反应液倾入 15 mL 浓盐酸和 100 g 冰的混合物中,充分搅拌后,用水蒸气蒸馏除去 1,2-二氯乙烷(至馏出液无异味),抽滤,用 0.1 mol/L 的盐酸液洗涤,得酸化物沉淀。将沉淀缓慢加入 450 mL 煮沸的 3%碳酸钠溶液中(注意有大量气泡产生),可见有少量氢氧化铝沉淀生成(三氯化铝遇碳酸钠水解产生)。抽滤除去沉淀,滤液若颜色较深则用 0.5%～5%的活性炭脱色。滤液放冷至 60 ℃后,用1.5 mol/L的硫酸溶液 100 mL 酸化,冷却至室温后过滤得到沉淀。

粗品烘干后,用无水乙醇重结晶,干燥,得产物,称量,测定熔点,计算收率。

五、实验注意事项

(1)芬布芬的合成为傅-克酰化反应，应在无水条件下反应，所以所有直接接触反应液的烧瓶、玻璃塞、冷凝管应事先洗净干燥，同时安装干燥管，避免空气中的水分对反应产生影响；无水三氯化铝遇水或潮气会分解失效，故在仪器装置和操作中应注意防潮，称取三氯化铝的动作要迅速。

(2)傅-克反应是一个放热反应，但有一个诱导期，操作中应注意温度的变化。

(3)反应液中的无水三氯化铝遇水后大量放热，不安全，同时三氯化铝还可能水解形成氢氧化铝胶体，导致去除困难，加入冰可以吸收热量，浓盐酸可以酸化反应液，使三氯化铝不会水解，便于除去。

(4)1,2-二氯乙烷沸点为 83.5 ℃，直接蒸馏会导致大量副产物生成，故采用水蒸气蒸馏方法蒸除。

六、思考题

(1)为什么采用水蒸气蒸馏除去 1,2-二氯乙烷?

(2)反应完后为什么要加入浓盐酸和冰的混合物?

(3)水蒸气蒸馏过程的注意事项有哪些?

实验十八　苯佐卡因(Benzocaine)的合成

苯佐卡因化学名为对氨基苯甲酸乙酯，为局部麻醉药，是一种非水溶性的局部麻醉药，有止痛止痒作用，主要用于创面、黏膜表面和痔疮的麻醉止痛止痒。同时也是重要的医药中间体，可用于合成奥索仿、奥索卡因、普鲁卡因等。苯佐卡因作为麻醉剂具有显著的特点：它是一种脂溶性较强的药物，易与黏膜或者皮肤脂层结合，不易进入人体内产生毒性。苯佐卡因是人类合成的第一种麻醉药，于 1895 年由索尔科斯基(Salkowski)合成，结束了麻醉药依赖天然植物的历史。目前，该药被英国、美国、德国、比利时和中国等国家药典收载。

一、实验目的

(1)通过苯佐卡因的合成，了解药物合成的基本过程。

(2)掌握氧化、酯化和还原反应的原理及基本操作。

二、实验原理

关于苯佐卡因的合成方法，文献报道较多的是将硝基、羧基引入到二苯胺结构中。本实验以对硝基甲苯在硫酸溶液中被重铬酸钠氧化为对硝基苯甲酸，对硝基苯甲酸经碱溶酸析纯化后，在浓硫酸催化下与乙醇酯化为对硝基苯甲酸乙酯，最后在酸性溶液中被铁粉还原为对氨基苯甲酸乙酯。

$$p\text{-}CH_3C_6H_4NO_2 + Na_2Cr_2O_7 + H_2SO_4 \longrightarrow p\text{-}HOOCC_6H_4NO_2 + Na_2SO_4 + Cr_2(SO_4)_3 + H_2O$$

$$p\text{-}HOOCC_6H_4NO_2 + C_2H_5OH \underset{}{\overset{H_2SO_4}{\rightleftharpoons}} p\text{-}C_2H_5OOCC_6H_4NO_2 + H_2O$$

$$p\text{-}C_2H_5OOCC_6H_4NO_2 + H_2O + Fe \xrightarrow{H^+} p\text{-}C_2H_5OOCC_6H_4NH_2 + Fe_3O_4$$

三、实验仪器和试剂

1. 仪器

三颈烧瓶、回流装置、水蒸气蒸馏装置、过滤装置、熔点测定装置等。

2. 试剂

重铬酸钠、对硝基甲苯、对硝基苯甲酸、无水乙醇、碳酸钠、冰醋酸、浓硫酸、氢氧化钠、活性炭、冰、铁粉等适量，主要试剂和产品理化参数见表 4-7。

表 4-7　主要试剂和产品的理化参数

名称	实验用量	相对分子质量	物质的量/mol	熔点/℃	沸点/℃	溶解性	
						水	醇
重铬酸钠	23.6 g	298	0.079	357(无水)	—	可溶	不溶
对硝基甲苯	8 g	137.14	0.058	51.7	238.5	不溶	易溶
对硝基苯甲酸	6 g	167.13	0.036	237～240	359.1	微溶	可溶
无水乙醇(d=0.79)	24 mL	46.07	0.41	—	78.4	易溶	易溶
对硝基苯甲酸乙酯	6 g	195.17	0.031	56～59	186.3	不溶	易溶

续表

名称	实验用量	相对分子质量	物质的量/mol	熔点/℃	沸点/℃	溶解性	
						水	醇
氯仿	—	119.38	—	—	61.3	不溶	可溶
氯化铵	0.7 g	53.49	0.013	340	—	可溶	微溶
铁粉	4.3 g	56	0.076	1538	—	不溶	不溶

四、实验内容

1. 对硝基苯甲酸的制备(氧化)

在装有搅拌棒和球型冷凝器的 250 mL 三颈烧瓶中，加入重铬酸钠(含两个结晶水)23.6 g，水 50 mL，开始搅拌，待重铬酸钠溶解后，加入对硝基甲苯 8 g，用滴液漏斗滴加 32 mL 浓硫酸。滴加完毕后用直火加热，保持反应液微沸 60～90 min(反应中，球型冷凝器中可能有白色针状的对硝基甲苯析出，可适当关小冷凝水，使其熔融)。冷却后，将反应液倾入 80 mL 冷水中，抽滤。残渣用 45 mL 水分三次洗涤。将滤渣转移到烧杯中，加入 35 mL 5%硫酸，在沸水浴上加热 10 min，并不时搅拌，冷却后抽滤，滤渣溶于温热的 70 mL 5%氢氧化钠溶液中，在 50 ℃左右抽滤，滤液加入活性炭 0.5 g 脱色(5～10 min)，趁热抽滤。冷却后，在充分搅拌下，将滤液慢慢倒入 50 mL 15%硫酸中，抽滤，洗涤，干燥得本品，计算收率。

2. 对硝基苯甲酸乙酯的制备(酯化)

在干燥的 100 mL 圆底烧瓶中加入对硝基苯甲酸 6 g，无水乙醇 24 mL，逐滴加入浓硫酸 2 mL，振摇使其混合均匀，装上附有氯化钙干燥管的球形冷凝管，油浴加热回流 80 min(油浴温度控制在 100～120 ℃)；稍冷后，将反应液倾入 100 mL 水中，抽滤；滤渣移至乳钵中，研细，加入 5%碳酸钠溶液 10 mL(由 0.5 g 碳酸钠和 10 mL 水配成)，研磨 5 min，测 pH(检查反应物是否呈碱性)，抽滤，用少量水洗涤，干燥，计算收率。

3. 对氨基苯甲酸乙酯的制备(还原)

A 法：在装有搅拌棒及球型冷凝器的 250 mL 三颈烧瓶中，加入 35 mL 水、2.5 mL 冰醋酸和已经处理过的铁粉 8.6 g，开始搅拌，加热至 95～98 ℃反应 5 min，稍冷后，加入对硝基苯甲酸乙酯 6 g 和 95%乙醇 35 mL，在激烈搅拌下，回流反应 90 min。稍冷后，在搅拌下，分次加入温热的碳酸钠饱和溶液(由碳酸钠 3 g 和水 30 mL 配成)，搅拌片刻，立即抽滤(布氏漏斗需预热)，滤液冷却后析出结晶，抽滤，产品用稀乙醇洗涤，干燥得粗品。

B 法：在装有搅拌棒及球型冷凝器的 100 mL 三颈烧瓶中，加入水 25 mL，氯化铵 0.7 g，铁粉 4.3 g，直火加热至微沸，活化 5 min。稍冷后，慢慢加入对硝基苯甲酸乙酯5 g，充分激烈搅拌，回流反应 90 min。待反应液冷至 40 ℃左右，加入少量碳酸钠饱和溶液调至 pH 7～8，加入 30 mL 氯仿，搅拌 3～5 min，抽滤；用 10 mL 氯仿洗三颈烧瓶及滤渣，抽滤，合并滤液，倾入 100 mL 分液漏斗中，静置分层，弃去水层，氯仿层用 5%盐酸 90 mL 分三次萃取，合并萃取液(氯仿回收)，用 40%氢氧化钠调至 pH=8，析出结晶，抽滤，得苯佐卡因粗品，计算收率。

4. 精制

将粗品置于装有球形冷凝器的 100 mL 圆底烧瓶中，加入 10～15 倍(mL/g)50%乙醇，在水浴上加热溶解。稍冷后，加活性炭脱色(活性炭用量视粗品颜色而定)，加热回流 20 min，趁热抽滤(布氏漏斗、抽滤瓶应预热)。将滤液趁热转移至烧杯中，自然冷却，待结晶完全析出后，抽滤，用少量 50%乙醇洗涤两次，压干，干燥，测熔点，计算收率。

5. 结构确证

(1)红外吸收光谱法、标准物 TLC 对照法。
(2)核磁共振波谱法。

五、实验注意事项

(1)氧化反应在用 5%氢氧化钠处理滤渣时，温度应保持在 50 ℃左右，若温度过低，对硝基苯甲酸钠会析出而被滤去。

(2)酯化反应须在无水条件下进行，如有水进入反应系统中，收率将降低。无水操作的要点是原料干燥无水，所用仪器、量具需预先干燥，反应期间避免水进入反应瓶。

(3)对硝基苯甲酸乙酯及少量未反应的对硝基苯甲酸均溶于乙醇，但均不溶于水。反应完毕后，将反应液倾入水中(乙醇浓度降低)，对硝基苯甲酸乙酯及对硝基苯甲酸便会析出。这种分离产物的方法称为稀释法。

(4)还原反应中，因铁粉比重大，沉于瓶底，必须将其搅拌起来，才能使反应顺利进行，故充分激烈搅拌是铁粉还原反应的重要因素。A 法中所用的铁粉需预处理，方法为：称取铁粉 10 g 置于烧杯中，加入 2%盐酸 25 mL，在石棉网上加热至微沸，抽滤，水洗至 pH 为 5~6，烘干，备用。

六、思考题

(1)氧化反应完毕，将对硝基苯甲酸从混合物中分离出来的原理是什么？
(2)酯化反应为什么需要无水操作？
(3)铁粉还原反应的机理是什么？

实验十九　琥珀单酰诺氟沙星的合成

诺氟沙星为第三代喹诺酮类抗菌药，会阻碍消化道内致病细菌的DNA旋转酶(DNA gyrase)的作用，阻碍细菌DNA复制，对细菌有抑制作用，是治疗肠炎痢疾的常用药。

诺氟沙星的哌嗪基被丁二酸单酰化得到的琥珀单酰诺氟沙星(琥诺沙星，norfloxacin succinil)，是意大利Farmades公司合成上市的新药，商品名为Eminor。琥珀单酰诺氟沙星是诺氟沙星的前药，口服后吸收迅速，并被迅速水解为诺氟沙星，全身和尿药浓度增高，耐受性好。

一、实验目的

(1)学习诺氟沙星与琥珀酸酐形成酯的方法。

(2)了解喹诺酮类药物化学结构修饰的方法。

二、实验原理

琥珀单酰诺氟沙星的合成就是在诺氟沙星哌嗪基氮原子上引入单酰丁二酰基，即发生*N*-酰化反应，属于亲电取代反应。本实验用丁二酸酐为酰化剂，在10%乙酸介质中，于40～60 ℃条件下制备琥珀单酰诺氟沙星，反应式为

O, F, COOH, HN, N, N, +, O, O, O, 10% HAc, 40~60℃, HOOC, O, N, N, F, O, COOH, N

三、实验仪器与试剂

1. 仪器

磁力加热搅拌器、回流装置、抽滤装置、烘箱、数字熔点仪。

2. 试剂

诺氟沙星、琥珀酸酐、乙酸。

四、实验内容

准确称量3.19 g(0.01 mol)诺氟沙星、1.8 g琥珀酸酐(0.018 mol)置于150 mL圆

底烧瓶中，加入10%乙酸溶液50 mL，在磁力加热搅拌器上，控制温度40～45 ℃，搅拌反应2 h，冷至室温，抽滤，沉淀分别以乙酸(15 mL×3次)、冷水(20 mL×3次)洗涤，沉淀于80 ℃下干燥，称量，测定熔点。熔点为245～246 ℃。

五、实验注意事项

(1)实验过程中严格控制反应温度，温度过高(>60 ℃)会降低收率。

(2)用10%乙酸和冷水洗涤主要是除去没有反应完的原料，保证产物的纯度。因此，操作一定要仔细，洗涤要完全彻底。

六、思考题

(1)乙酸在反应中起什么作用?

(2)固体用乙酸、冷水洗涤，分别除去的是什么杂质?

实验二十　外消旋苦杏仁酸的制备和拆分

苦杏仁酸又名扁桃酸(mandelic acid)，可作医药中间体，用于合成环扁桃酸酯、扁桃酸乌洛托品及阿托品类解痉剂，也可用于测定某些金属。在有机合成中，苦杏仁酸是对映体胺、醇的拆分剂，可作为不对称还原、Diels-Alder反应的手性模板，也可作为手性反应的起始物。

苦杏仁酸是手性分子，有*R*-(−)苦杏仁酸和*S*-(+)苦杏仁酸两种构型，其单一异构体在药效上存在较大差异。*S*-(+)苦杏仁酸是合成*S*-奥昔布宁的原料，*R*-(−)苦杏仁酸则用于羟苄四唑头孢菌素的侧链修饰剂。苦杏仁酸可由化学合成和水解苦杏仁苷两种途径得到，化学合成又有苯甲醛氰化法、苯乙酮衍生法和相转移催化法三种。合成的苦杏仁酸为外消旋体，需经拆分才能得到具有旋光活性的苦杏仁酸。

一、实验目的

(1)了解苦杏仁酸的制备原理和方法。

(2)学习相转移催化合成基本原理和技术。

(3)巩固萃取及重结晶操作技术。

(4)了解酸性外消旋体的拆分原理和实验方法。

二、实验原理

本实验采用化学合成得到外消旋体苦杏仁酸，然后用旋光性碱拆分的方法得到具有旋光性的苦杏仁酸。利用氯化苄基三乙铵(TEBA)作为相转移催化剂，将苯甲醛、氯仿和氢氧化钠在同一反应器中进行混合，通过卡宾加成反应直接一步生成外消旋苦杏仁酸。

反应式为

$$PhCHO + CHCl_3 \xrightarrow[TEBA]{NaOH} \xrightarrow{H^+} PhCH(OH)COOH$$

α-羟基乙酸

反应机理一般认为是：$:CCl_2$ 对苯甲醛的羰基加成，再经重排及水解：

$$HCCl_3 + NaOH \longrightarrow :CCl_2 + NaCl + H_2O$$

$$PhCHO \xrightarrow{:CCl_2} \text{Ph-(2,2-二氯环氧乙烷)} \xrightarrow{重排} PhCHClCOCl$$

$$\xrightarrow{OH^-} \xrightarrow{H^+} PhCH(OH)COOH$$

α-羟基乙酸

其中氯化苄基三乙铵作为相转移催化剂：

水相: $R_4N^+Cl^-$ + NaOH ⇌ $R_4N^+OH^-$ + NaCl

有机相: $R_4N^+OH^-$ ⇌ (CHCl$_3$) $R_4N^+CCl_3^-$ + H_2O

$R_4N^+Cl^-$ + $:CCl_2$ ⇌ $R_4N^+CCl_3^-$ + H_2O

$:CCl_2$ → Ph-(2,2-二氯环氧乙烷)

上述方法合成的苦杏仁酸为酸性外消旋体，可用碱性旋光体作为拆分剂来拆分。本实验利用天然光学纯的(－)-麻黄碱作为拆分剂，它与外消旋体苦杏仁酸作用生成两种非对映体盐，这两种盐在溶解度上存在很大的差异，用分步结晶的方法将它们分开，然后再用酸处理已拆分的盐，使苦杏仁酸重新游离出来，得到较纯的(－)-和(＋)-苦杏仁酸，

并通过旋光度 α 的测定，计算产物的比旋光度[α]和光学纯度(O. P.)。

天然麻黄碱的结构为

$$
\begin{array}{c}
CH_3 \\
H - \!\!\!\!+\!\!\!\! - NHCH_3 \\
H - \!\!\!\!+\!\!\!\! - OH \\
C_6H_5
\end{array}
$$

(±)-苦杏仁酸与(–)-麻黄碱的反应：

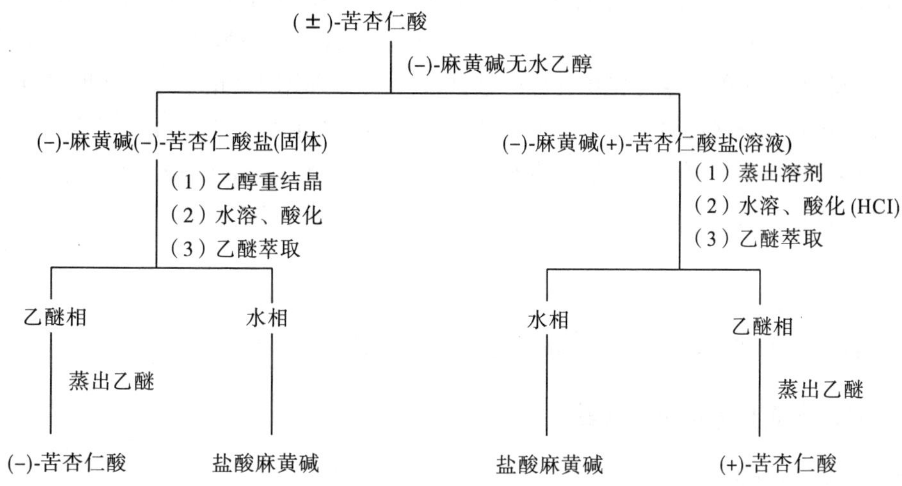

三、实验仪器与试剂

1. 仪器

三颈烧瓶(100 mL)、电磁搅拌加热器、回流冷凝管、温度计、锥形瓶、短颈漏斗、量筒、滴管、抽滤瓶(250 mL)、布氏漏斗、真空泵、滤纸、玻璃棒、烧杯、旋光仪、分液漏斗。

2. 试剂

苯甲醛(新蒸)、氯仿、TEBA(氯化苄基三乙铵)、氢氧化钠、乙醚、硫酸、甲苯、无水硫酸钠、无水乙醇、麻黄碱盐酸盐、浓盐酸、无水硫酸钠，主要试剂和产品的理化参数见表 4-8。

表 4-8　主要试剂及产品的理化参数(文献值)

名称	相对分子质量	熔点/℃	沸点/℃	旋光度[α]	溶解性		
					水	醇	醚
(±)-苦杏仁酸	152.15	120～122	—	—	—	—	—
(+)-苦杏仁酸	152.15	131～134	—	−153	—	—	—
(–)-苦杏仁酸	152.15	131～133	—	+154	—	—	

四、实验内容

1. 苦杏仁酸的合成

在 100 mL 装有回流冷凝管和温度计的三颈烧瓶中，加入 6.8 mL(0.067 mol)苯甲醛、0.7 g TEBA 和 12 mL 氯仿。开启搅拌装置，在水浴上加热，待温度上升至 50～60 ℃时，自冷凝管上口慢慢滴加 50%的氢氧化钠溶液 26 mL，滴加过程中温度应为 60～65 ℃，需 45 min～1 h 加完。加完后，保持此温度继续搅拌 1 h。反应完毕，用 140 mL 水稀释反应液并转入 250 mL 分液漏斗中，分别用 15 mL 乙醚萃取两次，合并乙醚相倒入指定容器待回收乙醚。水相用 50%硫酸酸化至 pH 为 1～2 后，再分别用 30 mL 乙醚萃取两次，合并酸化后的醚萃取液，用无水硫酸钠干燥。用旋蒸仪蒸去乙醚，得粗产品 6～7 g。

粗产品用甲苯-无水乙醇(体积比 8∶1)进行重结晶(按每克粗产品加约 3 mL 溶剂)，趁热过滤，母液在室温下放置使结晶慢慢析出。冷却后抽滤，并用少量乙醚洗涤促使其快干。产品为白色结晶，产量 4～5 g，熔点 118～119 ℃。

2. 外消旋苦杏仁酸的拆分实验

1)(－)-麻黄碱的制备

在 50 mL 锥形瓶中加入 4 g 麻黄碱盐酸盐、10 mL 蒸馏水，搅拌溶解，用滴管滴加 20% NaOH 5 mL 混合均匀。将混合液转入分液漏斗中，用 10 mL 乙醚萃取两次，合并醚萃取液并用无水硫酸钠干燥。在 100 mL 圆底烧瓶中蒸去乙醚后，得无水油状液约 3 g，即为游离的(－)-麻黄碱。

2)外消旋苦杏仁酸的拆分

将上述所得麻黄碱溶于 30 mL 无水乙醇中，然后加入 3 g 苦杏仁酸(溶于 10 mL 无水乙醇)，混合均匀后在水浴上隔绝潮气回流 1.5～2 h。放置至室温让其自然结晶，然后在冰浴中冷却使其结晶完全。抽滤，粗产品用 40 mL 无水乙醇重结晶后得无色结晶约 2.2 g，熔点 165 ℃。重新用 20 mL 无水乙醇再结晶一次后，得到的白色粒状晶体即为(－)-苦杏仁酸-(－)-麻黄碱盐，约 1.5 g，熔点 169～170 ℃。

将得到的非对映体盐溶于 10 mL 水，然后用浓盐酸小心酸化至刚果红试纸变蓝(约需 1 mL)。酸化后的水溶液每次用 10 mL 乙醚萃取两次，合并醚萃取液，经无水硫酸钠干燥后，旋去乙醚，得(－)-苦杏仁酸白色晶体约 0.5 g，熔点为 131～132 ℃。萃取后的水溶液倒入指定的容器内，以便回收麻黄碱。

将无水乙醇两次结晶的(－)-苦杏仁酸-(－)-麻黄碱盐的母液在旋蒸仪上抽干乙醇。残留物中加入 20 mL 水，温热并搅拌使固体溶解，然后小心用浓盐酸酸化至刚果红试剂变蓝。此时若有油状黏稠物出现，可用滤纸滤掉。每次用 10 mL 乙醚萃取两次，合并醚萃取液，经无水硫酸钠干燥后蒸去乙醚，得(＋)-苦杏仁酸。萃取后的水溶液倒入指定容器回收麻黄碱。

3. 比旋光度的测定

将上面制得的(+)-及(−)-苦杏仁酸分别准确称量后，用蒸馏水配成2%的溶液。测定旋光度，并计算比旋光度及拆分后单个对映体的光学纯度。

五、实验注意事项

(1)取样和反应宜在通风橱中进行。
(2)产物中残留的烃类溶剂可于干燥器中用石蜡吸附。
(3)此反应为两相反应，剧烈搅拌有利于加速反应。

六、思考题

(1)如果苦杏仁酸水溶液的旋光度是−8°，你如何确定其旋光度是−8°而不是+352°?
(2)提高分离苦杏仁酸光学纯度的关键是什么?
(3)能用色谱法分离出(+)-苦杏仁酸和(−)-苦杏仁酸吗？为什么?

实验二十一　盐酸金刚乙胺的合成

盐酸金刚乙胺(rimantadine hydrochloride)，化学名为α-甲基三环[3.3.1.1]癸烷-1-甲胺盐酸盐，由美国Bristol−Myers Squibb公司研发，1987年在法国上市，1993年美国FDA批准将其用于预防和治疗A型流感病毒感染，其疗效优于金刚烷胺(amantadine)，在临床上，也用于治疗突然的剧痛和麻疹，其特点是吸收快、完全、毒副作用小。

一、实验目的

(1)学习抗病毒药物金刚乙胺的合成方法。
(2)学习溴化、乙酰化、酰胺化和水解反应的方法。
(3)学习回流装置、蒸馏装置、萃取分离装置。
(4)了解影响本反应的因素。

二、实验原理

目前盐酸金刚乙胺的合成主要有以金刚烷和金刚烷甲酸为起始物的两种方法。用1-金刚烷甲酸经酰氯化得到1-金刚烷甲酰氯，再与丙二酸二乙酯乙氧基镁反应生成金刚烷甲酰丙二酸二乙酯，经酸水解脱羧一步生成酮，继而与盐酸羟胺生成肟，催化氢化，最后在乙酸乙酯中成盐得到盐酸金刚乙胺，此反应步骤时间较长。本实验的合成路线以金刚烷为原料，先制备溴代金刚烷，再与乙炔反应制得乙酰金刚烷，经酰胺化还原，水解得产物，总产率可达30%以上。

$$Ad \xrightarrow{Br_2} AdBr \xrightarrow[HC\equiv CH]{H_2SO_4} AdC(=O)CH_3 \xrightarrow[160\sim180℃]{HCONH_2} AdC(=NCHO)CH_3 \xrightarrow{HCl} Ad\text{-}CH(NH_2)CH_3 \cdot HCl$$

三、实验仪器与试剂

1. 仪器

回流冷凝管、三颈烧瓶、四颈烧瓶、分液漏斗、量筒、天平、烘箱、磁力加热搅拌器。

2. 试剂

金刚烷、溴水、亚硫酸氢钠、甲醇、98%硫酸、正己烷、乙炔气体、石油醚、甲酰胺、苯、浓盐酸、无水乙醇等，主要试剂和产品的理化参数见表4-9。

表4-9 主要试剂及产品理化参数

名称	实验用量	相对分子质量	物质的量/mol	熔点/℃	沸点/℃	溶解性	
						水	醇
金刚烷	32 g	136.23	0.235	266～268	—	不溶	可溶
溴水	23.5 mL	79.9	0.46	−7.2	58.76	微溶	易溶
1-溴金刚烷	4.3 g	215.13	0.02	117～119	—	不溶	可溶
1-乙酰金刚烷	1.8 g	178.27	0.01	—	—	不溶	不溶
甲酰胺	4 g	45.04	0.09	2～3	210	易溶	易溶
盐酸金刚乙胺	—	—	—	364.5～367	—	—	—

四、实验内容

1. 1-溴金刚烷的制备

在装有磁力搅拌子、温度计和回流冷凝管的250 mL三颈烧瓶中，依次加入金刚烷(32 g，0.235 mol)、液溴(23.5 mL，0.46 mol)，油浴缓慢升温至65 ℃，反应2 h，再在80～90 ℃反应4 h，最后在110～115 ℃反应3 h。反应完毕蒸馏回收溴3.0 mL，再用饱和亚硫酸氢钠溶液(20 mL)还原未反应完的溴，过滤，滤饼用水洗至中性，干燥，即得1-溴金刚烷粗品。重结晶(甲醇为结晶溶剂)后得浅黄色结晶(92.5%，熔点117～119 ℃)。

2. 1-乙酰金刚烷的制备

在装有磁力搅拌子、干燥管、温度计和导气管的 250 mL 的四颈烧瓶中，加入 98% 硫酸 100 mL，外冰浴冷至 5 ℃，加入含 1-溴金刚烷 4.3 g(0.02 mol)的正己烷溶液 12 mL，导入干燥的乙炔气体，反应 5 h，反应结束后将反应液慢慢倒入冰水中，得棕黄色溶液。用石油醚萃取反应液，萃取液经水洗、无水 $MgSO_4$ 干燥，蒸去石油醚，得 1-乙酰金刚烷粗品。

3. 盐酸金刚乙胺的制备

在反应瓶中，加入 1-乙酰金刚烷粗品和甲酰胺 4 g(0.09 mol)，在 160～180 ℃反应 5 h。待温度冷至室温，倒入 2 倍反应液体积的水中，静置，分离黄色油状物[1-金刚烷基-1-(甲酰胺基)乙烷]，水层用苯(50 mL×4)提取，蒸去苯，残余物用于水解反应。

上述油状物和残余物中，加入浓盐酸 10 mL，加热至 105 ℃，回流 3 h，冷却，析出白色盐酸金刚烷胺，母液浓缩后又析出盐酸金刚烷胺，收集合并，用乙醚洗涤，无水乙醇重结晶得盐酸金刚乙胺(熔点为 364.5～367 ℃)。

五、实验注意事项

(1)乙炔为极易燃气体，实验应在通风橱中进行。

(2)实验室一般使用乙炔气瓶为乙炔源，乙炔气瓶的管理使用应严格执行实验室易燃易爆气体安全操作规程。

(3)浓盐酸的取用应有防护措施，且在通风橱中操作。

六、思考题

(1)金刚烷胺的药理作用是什么?

(2)每步反应的影响因素有哪些?

(3)查阅文献了解盐酸金刚乙胺的其他合成方法。

实验二十二　氟哌酸聚乙二醇酯的合成

1975 年，Ringsdorf 提出了大分子前药(polymeric prodrugs)的概念，大分子前药包括大分子聚合物载体、与载体相连接的小分子活性药物、定位基团(targeting group)三个部分，有时在载体和小分子药物之间用链接基(spacer group)来链接。定位基团的目的是大分子前药到达人体中特定的器官及细胞，小分子药物与载体链接的共价键可以在体液中各种酶的作用下断裂，释放出具有治疗作用的药物。大分子前药的两个主要特性是缓释性和靶向性。

某些传统小分子药物虽然疗效高，但同时也具有较大的毒副作用、透膜能力差、无靶向性(选择能力差)、需要频繁给药等缺陷，在临床应用上受到一定的限制。将这类药物和高分子载体偶联成高分子前药后，可以使药物长效化、稳定化，减少药物的毒性和副作用，避免间歇给药导致的血药浓度呈波形变化，并可增加其溶解性，改善其在体内的分布，提高选择性和利用率。

聚乙二醇(PEG)无毒、无致畸性、无免疫源性，具有非常好的水溶性和生物相容性，非常适合用作大分子前药的制备。用它制备的小分子前药通常水溶性好、毒副作用小、有效期长。

一、实验目的

(1)学习氟哌酸与高分子聚乙二醇形成酯的方法。

(2)了解高分子作为药物载体的优点。

(3)了解影响本反应的因素。

二、实验原理

氟哌酸，即诺氟沙星为第三代喹诺酮类广谱抗菌抗生素，主要用于各种敏感的革兰氏阴性菌感染性治疗。将低分子药物氟哌酸合成为高分子氟哌酸聚乙二醇酯以达到缓释、长效、低毒的目的。氟哌酸聚乙二醇酯的合成路线为先将氟哌酸制成盐酸盐，保护哌嗪基，再与氯化亚砜反应生成酰卤，再与聚乙二醇在 *N*，*N*-二甲基甲酰胺溶液中酯化。

$$\text{Norfloxacin (COOH)} \xrightarrow{HCl/CH_3COCH_3} \xrightarrow{SOCl_2} \text{(ClH}_2\text{N-piperazinyl, COCl)} \xrightarrow{CH_2OH(CH_2OCH_2O)_nCH_2OH} \text{(ClH}_2\text{N-piperazinyl, }COOCH_2(CH_2OCH_2O)_nCH_2OH)$$

三、实验仪器与试剂

1. 仪器

抽滤装置、回流装置、蒸馏装置、磁力加热搅拌器等。

2. 试剂

氟哌酸、浓盐酸、丙酮、氯化亚砜、聚乙二醇(PEG)400、氯化钠等，主要试剂及产品理化参数见表 4-10。

表 4-10　主要试剂及产品理化参数

名称	实验用量	相对分子质量	物质的量/mol	熔点/℃	沸点/℃	溶解性	
						水	醇
氟哌酸	5 g	319.24	0.016	220	—	难溶	微溶
氯化亚砜	8 mL	118.97	0.11	−105	79	反应	—
聚乙二醇 400	—	380～420	—	—	—	易溶	易溶

四、实验内容

1. 氟哌酸盐酸盐的制备

取 5 g 氟哌酸加入 50 mL 蒸馏水后，加入 1∶2 稀释的盐酸 6 mL，搅拌使之溶解，再加入丙酮 250 mL，有白色沉淀生成，抽滤，沉淀用丙酮洗涤，在 70 ℃烘干，得到白色固体(熔点为 242 ℃)。

2. 氟哌酸盐酸盐酰化物的制备

取 3 g 氟哌酸盐酸盐加入干燥的圆底烧瓶中，加入氯化亚砜 8 mL，在 80 ℃无水的条件下，回流 1.5 h，蒸出未反应完的氯化亚砜，得到棕红色固体酰化物。

3. 氟哌酸聚乙二醇酯的合成

在磁力加热搅拌器上安装回流装置，在三颈烧瓶中加入一定量的酰化物和适量的聚乙二醇 400(PEG 400)，在 60 ℃下搅拌回流 3 h，停止反应，冷至室温，慢慢加水，使未反应的氟哌酸酰氯盐酸盐水解，然后将反应液转移至烧杯中，加入饱和食盐水，立即有黄色絮状沉淀析出，抽滤，沉淀用饱和碳酸钠溶液浸泡 3 h，滤出沉淀，烘干得到氟哌酸聚乙二醇酯，测其熔点。

五、实验注意事项

(1)聚乙二醇有不同的相对分子质量，如 PEG 400，PEG 1500，PEG 2000 等，如果 PEG 相对分子质量越大，产物收率越低，说明 PEG 分子链越长，相对于整个分子链来说端羟基浓度越小，酯化的可能性越小，导致产率下降。

(2)聚乙二醇根据平均相对分子质量的不同，性质也有差异，制得的大分子前药的收率及性质也有一定的差异。本实验在成酯反应中，没有明确反应物的用量，实验指导老师可根据具体情况选用其他相对分子质量的聚乙二醇，按本方法制备氟哌酸聚乙二醇类大分子前药。

六、思考题

(1)查阅资料，了解聚乙二醇类大分子前药的临床应用和研究进展。
(2)PEG 的相对分子质量与产品收率和颜色有何关系？
(3)用于大分子前药设计的载体还有那些？

实验二十三　双氯芬酸胆碱的合成

双氯芬酸，化学名为 2-[(2，6-二氯苯基)氨基]苯乙酸，属非甾体抗炎药，具有抗炎、镇痛及解热作用。临床上常使用双氯芬酸的钠盐，由于其钠盐对眼、胃黏膜等有一定的刺激性，用药后眼部产生灼烧疼痛。为此，国内外的药物化学工作者将双氯芬酸制成了一些无机盐及有机盐，结果发现无机盐类水溶性小，而一些有机盐类有致癌的作用。为了克服双氯芬酸及其盐类的上述缺陷，双氯芬酸衍生物的研究一直备受关注。本实验介绍了一种该药的衍生物——双氯芬酸胆碱的合成方法。

一、实验目的

(1)学习成盐反应增加药物溶解度的方法。
(2)了解双氯芬酸胆碱精制的方法。
(3)了解影响本反应的因素。

二、实验原理

双氯芬酸，属于非甾体抗炎药，具有抗炎、镇痛及解热作用。用于风湿性关节炎、非炎性关节痛、粘连性脊椎炎、非关节性风湿病、关节炎、非关节性炎症引起的疼痛，各种神经痛，癌症疼痛，创伤后疼痛及各种炎症所致发热等。本实验利用双氯芬酸的酸性和胆碱的碱性制备双氯芬酸胆碱反应式如下：

CH_2COOH, NH, Cl, Cl + $\overset{-}{O}HCH_2CH_2\overset{+}{N}(CH_3)_3$ ⟶ $CH_2CO\overset{-}{O}\overset{+}{N}(CH_3)_3$ | CH_2CH_2OH, NH, Cl, Cl

三、实验仪器与试剂

1. 仪器

回流装置、蒸馏装置、减压蒸馏装置、抽滤装置、熔点测定装置。

2. 试剂

胆碱(50%溶液)、双氯芬酸、丙酮等，主要试剂与产品的理化参数见表 4-11。

表 4-11　主要试剂及产品理化参数

名称	实验用量/g	相对分子质量	物质的量/mol	熔点/℃	沸点/℃	溶解性	
						水	醇
胆碱	7.4	121.18	0.061	—	—	易溶	易溶
双氯芬酸	15.3	278.13	0.055	—	488.6	难溶	—
双氯芬酸胆碱	—	399	—	179～180	—	可溶	—

四、实验步骤

1. 双氯芬酸胆碱的合成

在三颈烧瓶中加入胆碱(0.061 mol)，升温至 50 ℃，搅拌下分次加入双氯芬酸(0.055 mol)，恒温加热搅拌 30 min后，减压蒸馏至反应物呈糊状，将糊状物转入小烧杯中，冷却，即得大量白色闪光片状结晶，抽滤，用丙酮洗涤，得固体粗品。产品在红外干燥箱中通风干燥，得白色粉状物 16.5 g，收率 75.2%。

2. 双氯芬酸胆碱的精制

取一定量的粗产品置于 250 mL 烧杯中，热水溶解，趁热过滤，得滤液，冷却后析出白色闪光片状结晶。抽滤，用丙酮洗涤沉淀，抽干。通风干燥，测定熔点为 179～180 ℃。

五、实验注意事项

(1)实验室提供的胆碱多为 48%～50%的水溶液，取用时要注意，尽量做到计量准确。

(2)双氯芬酸胆碱的精制是在水中重结晶实现的，如加入的水过多，冷却时可能得不到晶体，可适当浓缩后放冷析晶。

六、思考题

(1)双氯芬酸胆碱药物设计原理是什么?
(2)双氯芬酸胆碱与双氯芬酸钠相比有什么优点?
(3)若反应产物有颜色，如何脱色?

实验二十四　氯霉素(Chloramphenicol)的合成

氯霉素(Chloramphenicol)化学名为D-苏式-(-)-*N*-[*α*-(羟基甲基)-*β*-羟基－对硝基苯乙基]-2，2-二氯乙酰胺，是由委内瑞拉链丝菌产生的广谱抗生素，用于治疗由伤寒杆菌、痢疾杆菌、大肠杆菌、流感杆菌、布氏杆菌、肺炎杆菌等引起的感染。

氯霉素主要作用于细菌70 s核糖体的50 s亚基，抑制转肽酶，使肽链的增长受阻，抑制了肽链的形成，从而阻止蛋白质的合成。氯霉素曾广泛用于治疗各种敏感菌感染，后因对造血系统有严重的不良反应，现在对其临床应用已做出严格控制。

氯霉素的合成以对硝基苯乙酮为原料，溴化生成对硝基-*α*-溴代苯乙酮，与环六亚甲基四胺成盐后，以盐酸水解得对硝基-*α*-氨基苯乙酮盐酸盐，用乙酸酐乙酰化，再与甲醛缩合，羟甲基化得对硝基-*α*-乙酰氨基-*β*-羟基苯丙酮，以异丙醇铝还原得(±)苏阿糖型-1-对硝基苯基-2-乙酰氨基丙二醇，盐酸水解脱去乙酰基，以碱中和得(±)苏阿糖型-1-对硝基苯基-2-氨基丙二醇(氨基物)，用诱导结晶法进行拆分，得D-(－)-苏阿糖型氨基物，最后二氯乙酰化得氯霉素。

一、实验目的

(1)熟悉溴化、Delepine反应、乙酰化、羟甲基化、Meerwein-Ponndorf-Verley羰基还原、水解、拆分、二氯乙酰化等反应的原理。

(2)掌握抽滤、减压蒸馏、重结晶等操作步骤。

(3)了解播种结晶法拆分外消旋体的原理，熟悉旋光仪测定光学异构体的操作过程。

二、实验原理

氯霉素分子中有两个手性碳原子，有四个旋光异构体。化学结构式为

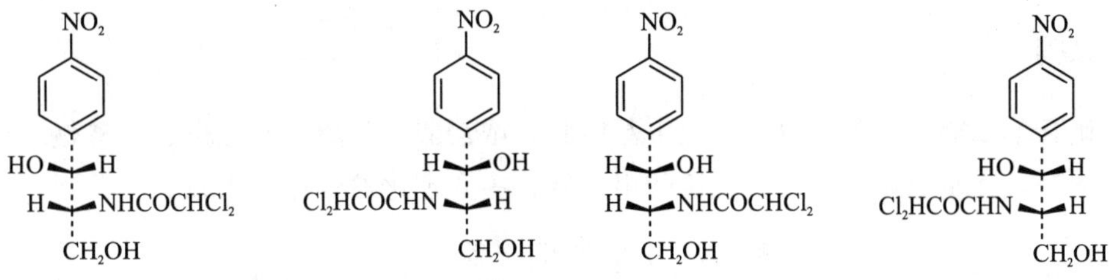

NO_2 HO H H $NHCOCHCl_2$ CH_2OH 1*R*,2*R*(−)

NO_2 H OH $Cl_2HCOCHN$ H CH_2OH 1*S*,2*S*(+)

NO_2 H OH H $NHCOCHCl_2$ CH_2OH 1*S*,2*R*(+)

NO_2 HO H $Cl_2HCOCHN$ H CH_2OH 1*R*,2*S*(−)

上面四个异构体中仅 1*R*，2*R*(−)〔或 D(−)苏阿糖型〕有抗菌活性，为临床使用的氯霉素。

氯霉素为白色或微黄色的针状、长片状结晶或结晶性粉末，味苦。熔点为 149～153 ℃。易溶于甲醇、乙醇、丙酮或丙二醇中，微溶于水。比旋光度$[\alpha]_D^{25}$为−25.5°(乙酸乙酯)；$[\alpha]_D^{25}$为 18.5°～21.5°(无水乙醇)。

氯霉素的合成路线主要有四条：①以硝基苯甲醛为原料与甘氨酸反应，再酯化、拆分和还原；②以硝基苯甲醛为原料与乙醛缩合，经对硝基肉桂醇合成氯霉素；③以苯乙烯为原料经中间体 α-羟基对硝基苯乙胺的合成路线；④我国生产氯霉素的合成路线，即以对硝基苯乙酮为原料经溴化、成盐、水解、乙酰化、羟甲基化、还原、拆分、二氯乙酰化等反应得到氯霉素。此法虽然步骤较长，但是各步反应的收率较高，对设备要求较低。

具体合成路线如下：

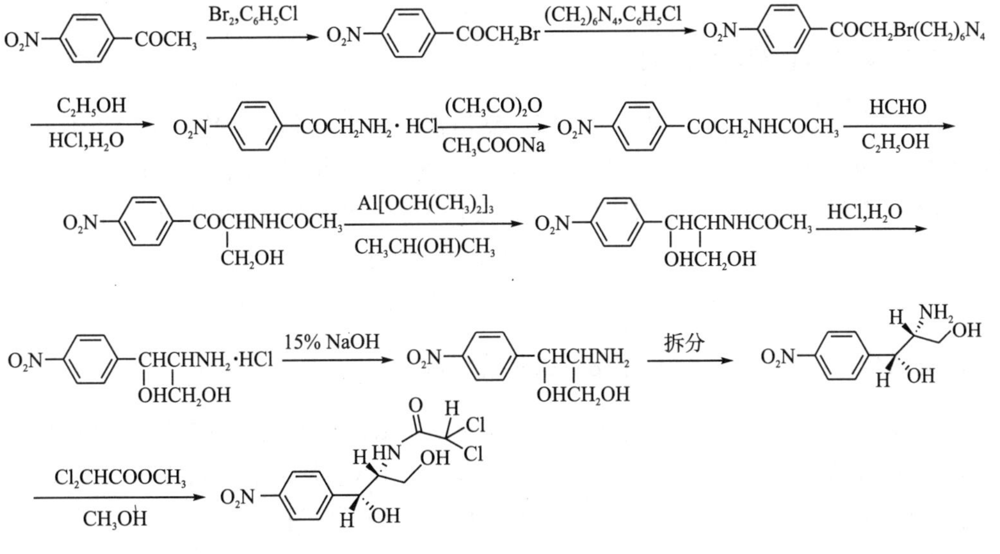

$O_2N-C_6H_4-COCH_3 \xrightarrow{Br_2, C_6H_5Cl} O_2N-C_6H_4-COCH_2Br \xrightarrow{(CH_2)_6N_4, C_6H_5Cl} O_2N-C_6H_4-COCH_2Br(CH_2)_6N_4$

$\xrightarrow[HCl, H_2O]{C_2H_5OH} O_2N-C_6H_4-COCH_2NH_2\cdot HCl \xrightarrow[CH_3COONa]{(CH_3CO)_2O} O_2N-C_6H_4-COCH_2NHCOCH_3 \xrightarrow[C_2H_5OH]{HCHO}$

$O_2N-C_6H_4-COCH(CH_2OH)NHCOCH_3 \xrightarrow[CH_3CH(OH)CH_3]{Al[OCH(CH_3)_2]_3} O_2N-C_6H_4-CH(OH)CH(CH_2OH)NHCOCH_3 \xrightarrow{HCl, H_2O}$

$O_2N-C_6H_4-CH(OH)CH(CH_2OH)NH_2\cdot HCl \xrightarrow{15\%\ NaOH} O_2N-C_6H_4-CH(OH)CH(CH_2OH)NH_2 \xrightarrow{拆分}$ O_2N H NH_2 OH H OH

$\xrightarrow[CH_3OH]{Cl_2CHCOOCH_3}$ O_2N O H Cl H HN OH Cl H OH

三、实验仪器与试剂

1. 仪器

回流装置、减压蒸馏装置、抽滤装置、熔点测定装置。

2. 试剂

对硝基苯乙酮、氯苯、溴、六亚甲基四胺、浓盐酸、乙醇、乙酸酐、乙酸钠、甲醛、无水异丙醇、无水三氯化铝、二氯乙酸甲酯等，主要理化参数见表 4-12。

表 4-12　主要试剂及产品理化参数

名称	实验用量	相对分子质量	物质的量/mol	熔点/℃	沸点/℃	溶解性	
						水	醇
对硝基苯乙酮	10 g	165.14	0.06	76—80	—	不溶	可溶
溴	9.7 g	79.9	0.12	−7.2	58.76	微溶	易溶
氯苯	95 mL	112.56	—	—	132.2	难溶	易溶
六亚甲基四胺	8.5 g	140.18	—	263	—	可溶	可溶
二氯乙酸甲酯	3 mL	142.97	—	−52	143	微溶	可溶
无水三氯化铝	1.65 g	133.34	—	190	—	易溶	易溶
无水异丙醇	63 mL	60.06	—	—	82.45	可溶	可溶
乙酸酐	10 mL	102.09	—	—	138.6	—	—
乙酸钠	29 mL	82.03	—	324	—	易溶	微溶

四、实验内容

1. 对硝基 α-溴代苯乙酮的制备

在装有搅拌器、温度计、回流冷凝管、滴液漏斗的 250 mL 四颈烧瓶中，加入对硝基苯乙酮 10 g，氯苯 75 mL，于室温下搅拌使之溶解。从滴液漏斗中滴加溴 9.7 g，首先滴加溴 2～3 滴，反应液即呈棕红色，10 min 内褪成橙色表示反应开始；继续滴加剩余的溴，1～1.5 h 加完，室温下继续搅拌 1.5 h。反应完毕后，水泵减压抽去溴化氢，得对硝基 α-溴代苯乙酮溶液，备用。

2. 对硝基 α-溴代苯乙酮六亚甲基四胺盐的制备

在装有搅拌器、温度计的 100 mL 三颈烧瓶中，依次加入上步制备好的对硝基 α-溴代苯乙酮和氯苯 20 mL，冰浴冷却至 15 ℃以下，在搅拌下加入六亚甲基四胺粉末 8.5 g，加毕，升温至 35～36 ℃，反应 1 h，TLC 监测反应过程。反应完毕即得对硝基 α-溴代苯乙酮六亚甲基四胺盐(简称成盐物)，然后冷至 16～18 ℃，备用。

3. 对硝基-α-氨基苯乙酮盐酸盐的制备

在上步制备的成盐物氯苯溶液中加入精制食盐 3 g，浓盐酸 17.2 mL，冷至 6～12 ℃，搅拌 3～5 min，分层，分出氯苯。加入乙醇 37.7 mL，搅拌，升温到 32～35 ℃，反应 5 h。冰水冷却至 5 ℃以下，过滤，滤饼转移到烧杯中加水 19 mL，室温下搅拌 30 min，冰水浴冷却，过滤，用 6 mL 冷却的乙醇洗涤，抽干，得对硝基-α-氨基苯乙酮盐酸盐，熔点为 250 ℃(分解)，备用。

4. 对硝基-α-乙酰胺基苯乙酮的制备

在装有搅拌器、回流冷凝器、温度计和滴液漏斗的 250 mL 四颈烧瓶中，放入上步制得的对硝基-α-氨基苯乙酮盐酸盐及水 20 mL，搅拌均匀。在搅拌下加入乙酸酐 9 mL。另取 40%的乙酸钠溶液 29 mL，30 min 内滴入反应液中，滴加时控制反应温度不超过 15 ℃。搅拌 1 h，再补加乙酸酐 1 mL(反应液始终保持在 pH 为 3.5～4.5)，搅拌 10 min，TLC 板监测反应过程。反应完全后过滤，滤饼用冰水搅成糊状，过滤，用饱和碳酸氢钠溶液中和至 pH 为 7.2～7.5，抽滤，冰水洗至中性，抽干，得淡黄色结晶(简称乙酰化物)，熔点为 161～163 ℃。

5. 对硝基-α-乙酰胺基-β-羟基苯丙酮的制备

在装有搅拌器、回流冷凝管、温度计的 100 mL 三颈烧瓶中，投入乙酰化物及乙醇 15 mL，甲醛 4.3 mL，搅拌(控制 pH 在 7 左右)。搅拌下缓慢升温至 36～37 ℃，反应完全，冷却至 0 ℃，抽滤，冰水洗涤滤液，干燥得对硝基-α-乙酰胺基-β-羟基苯丙酮(简称缩合物)，熔点为 166～167 ℃。

6. 异丙醇铝的制备

在装有搅拌器、回流冷凝管、温度计的三颈烧瓶中依次投入剪碎的铝片 2.7 g、无水异丙醇 63 mL 和无水三氯化铝 0.3 g。在油浴上加热至铝片全部溶解，冷却到室温，即得异丙醇铝，备用。

7. DL-苏阿糖型-1-对硝基苯基-2-氨基-1，3-丙二醇的制备

在异丙醇铝的三颈烧瓶中加入无水三氯化铝 1.35 g，加热到 44～46 ℃，搅拌 30 min。在室温下加入缩合物 10 g，升温到 58～60 ℃，反应 4 h。再在冰浴下滴加浓盐酸 70 mL。滴毕，升温到 70～75 ℃，水解 2 h，趁热过滤，滤液冷至 5 ℃以下，放置 1 h。析出固体，抽滤，用少量冷 20% 盐酸洗涤。然后将固体溶于 12 mL 水中，滴加 15% NaOH 溶液调节 pH 在 7 左右。过滤，滤液用 15% NaOH 调节到 pH 为 8～9，冰水浴冷却，放置 1 h。抽滤，用少量冰水洗涤，干燥，得 DL-苏阿糖型-1-对硝基苯基-2-氨基-1，3-丙二醇(DL-氨基物)，熔点为 143～145 ℃。

8. D-(－)-1-对硝基苯基-α-氨基-1，3-丙二醇的制备

1)拆分

在装有搅拌器、温度计的 250 mL 三颈烧瓶中投入 DL-氨基物 5.3 g，L-氨基物 2.1 g，DL-氨基物盐酸盐 16.5 g 和蒸馏水 78 mL。搅拌下，水浴加热至 61～63 ℃反应，使固体全部溶解。然后缓慢自然冷却，析出结晶。再缓慢冷却至 30 ℃，抽滤，用少量热蒸馏水(70 ℃)洗涤，干燥，得微黄色结晶(粗 L-氨基物)，熔点为 157～159 ℃。

滤液中再加入 DL-氨基物 4.2 g，按上法重复操作，得粗 D-氨基物。

2)精制

在 100 mL 烧杯中加入 D-或 L-氨基物 4.5 g，1 mol/L 稀盐酸 25 mL。加热到 30～35 ℃使之溶解，活性炭脱色，趁热过滤，滤液用 15% NaOH 溶液调至 pH=9，析出结晶。抽滤，用蒸馏水洗至中性，干燥，得白色结晶，熔点为 160～162 ℃。

3)旋光测定

取上述制得的白色晶体 2.4 g，精密称定，置 100 mL 容器中加 1 mol/L 盐酸(不需标定)至刻度，按照旋光度测定法测定(《中国药典》2010 版二部附录 41 页)，旋光度应为(+)/(−)1.36°～(+)/(−)1.40°。

根据旋光度计算：

$$含量\ \% = (100 \times \alpha)/(2 \times 2.4 \times 29.5) \times 100\%$$

式中，α 为旋光度；29.5 为换算系数；2 为管长(dm)；2.4 为样品的百分浓度。

9. 氯霉素的制备

在装有搅拌器、回流冷凝管、温度计的 100 mL 三颈烧瓶中，加入 D-氨基物 4.5 g，甲醇 10 mL 和二氯乙酸甲酯 3 mL。升温至 60～65 ℃反应 1 h，随后加入活性炭 0.2 g，保温脱色 3 min，趁热过滤，向滤液中滴加蒸馏水至有少量结晶析出，继续加入蒸馏水(共 33 mL)。冷至室温，放置半小时，抽滤，滤饼用少量蒸馏水洗涤，干燥，即得氯霉素，熔点为 149.5～153 ℃。

10. 结构确证

(1)红外吸收光谱法、标准物 TLC 对照法。

(2)核磁共振光谱法。

五、实验注意事项

(1)溴化步骤中冷凝管口上端装有气体吸收装置，吸收反应中生成的溴化氢，滴加溴的速度不宜太快，滴加速度太快及反应温度过高，不仅会使溴积聚易逸出，而且还导致二溴化合物的生成；溴化氢应尽可能除去，以免下步消耗六亚甲基四胺。

(2)对硝基-α-溴代苯乙酮与六亚甲基四胺(乌洛托品)反应生成季铵盐，然后在酸性条件下水解成对硝基-α-氨基苯乙酮盐酸盐，该反应称 Delepine 反应。该反应的温度过高也易发生副反应，如增加醛等副产物的生成。成盐物水解时要保持足够的酸度，所以与盐酸的物质的量比应在 3 以上。

(3)在乙酰化反应中，需在酸性条件下(pH=3.5～4.5)进行，因此必须先加乙酸酐，后加乙酸钠溶液，次序不能颠倒。乙酰化物遇光易变红色，应避光保存。

(4)在制备异丙醇铝的实验中，所用仪器、试剂均应干燥无水。

(5)在 DL-氨基物拆分过程中固体必须全溶，否则结晶将提前析出。另外需严格控制降温速度，仔细观察初析点和全析点，正常情况下初析点为 45～47 ℃。

(6)最后酰化反应时，二氯乙酸甲酯的用量略多于理论量，以弥补因少量水分水解造成的损失，保证反应完全。

六、思考题

(1)溴化反应开始时有一段诱导期，试用溴化反应机理说明原因。操作上如何缩短诱导期?

(2)本实验中 Delepine 反应水解时为什么一定要先加盐酸后加乙醇，如果次序颠倒，结果会怎么样?

(3)对硝基-α-氨基苯乙酮盐酸盐是强酸弱碱生成的盐，反应需要保持足够的酸度，如果酸度不足将对反应有何影响?

(4)羟甲基化反应为何选用碳酸氢钠作为碱催化剂?能否用氢氧化钠，为什么?

(5)二氯乙酰化反应除用二氯乙酸甲酯外，还可用哪些试剂?生产上为何采用二氯乙酸甲酯?

第五章　设计性实验

一、设计性实验的内涵

设计性实验是在基础实验训练的基础上，独立或结合课程开设的具探索性质的实验。在实验教师的指导下，学生根据给定的任务，自行设计实验方案，组织实验系统，独立操作并得出结果，对结果作出综合分析与处理。其目的是为了培养学生的创新意识和能力、提高学生分析问题和解决问题的能力。设计性实验的特点包括：①实验技能的综合性。实验的题目具有综合性，要求综合运用所学的理论知识和实验技能才能完成实验全过程，有利于培养学生综合应用所学知识解决实际问题的能力。②实验操作的独立性。设计性实验只有任务书，没有实验指导书，学生自己查阅资料，拟定实验方案并进行实验。整个过程中，学生为主体，有利于发挥学生的主观能动性和创造性。③实验过程的研究性。设计性实验是带有对科学实验全过程进行初步训练的特点的实验，实验的进行可能有多种方法，给实验者提供了较宽阔的思考空间和选择余地，可以发挥各自的思维与想象力，使学生的创新意识和能力受到启发和锻炼。

在整个实验过程中，教师只发挥引导和启发的作用，对学生的实验设计及实验不宜干涉过多，重在引导和启发学生独立思考、自己动手解决问题的能力。

二、设计性实验开设的目的与要求

1. 设计性实验的目的

(1)通过对科学实验全过程的训练和了解，激发从事科学研究的热情。

(2)培养独立思考和独立解决问题的能力。

(3)培养创新意识和能力。

2. 设计性实验的要求

设计性实验是学生在接受了一定的基础实验训练后开设的带有综合性、探索性的实验课程，要求学生具备以下能力。

(1)查阅中外文文献、处理文献的能力。

(2)提出问题、提出研究课题的能力。

(3)拟定实验方案、选择设备、组织实施实验的能力。

(4)具备较为丰富的理论知识和实验技能。

(2)严谨务实及勇于探索的精神。

3. 设计性实验的实施过程

设计性实验的实施与传统的实验过程完全不同，一般可分为选题阶段、拟定实验方案阶段、方案实施阶段和总结报告四个阶段。

1)选题阶段

设计性实验的选题，可以由教师提出选题原则和要求，由学生查阅文献自己确定题目，也可以由教师根据实验室、相关实验平台的实验条件推荐部分题目给学生自由选择。学生在选择教师推荐题目时，可以查阅文献及工具书等，最后确定自己感兴趣的题目。这一阶段主要培养学生选择研究方向(课题)及检索文献的能力。

实验指导教师应提前 5 周布置 3~5 个实验题目，公布本次设计实验的时间安排。考虑到部分学生对网络数据库的使用尚不熟悉，还应安排时间讲解和指导学生使用网络数据库。要求学生 3 周内完成文献调研，期间指导教师应组织 2 次以上讨论，引导学生确定实验题目。

2)拟定实验方案阶段

学生根据题目的要求，在充分查阅文献的基础上，应用掌握的知识拟定和完善实验方案，论证初步方案的可行性，预判实验中可能出现的问题及解决措施，撰写开题报告。在制定实验方案时，要充分考虑实验室及相关实验平台能够提供的实验条件，包括场所、仪器及实验模型等，否则实验不能完成。初步实验方案确定后，指导教师组织学生对方案进行讨论，进一步对实验方案作出修改。给定 1 周时间确定初步方案，1 周时间修改。方案完善后，组织一次答辩，利用 10 min 介绍研究现状、实验方案选择的依据等，15 min 回答老师和学生提问。

实验方案应包括合成路线图、每步反应的原理、反应条件及主要参考文献。实验方案确定后，列出所需试剂、药品、仪器清单交实验指导教师。

3)实验实施阶段

学生按照自己的方案开始实验研究，通过反复认真的实验研究发现和解决问题、完善实验方案、实现预期目标。学生在实验期间，实验指导教师和实验准备教师均应在岗，以便及时解决学生实验中遇到的问题。

4)总结报告阶段

这阶段的任务是对实验所得数据和结果进行分析总结，得出实验结论，写出实验报告。教师及时组织学生进行答辩，给出成绩与评语。

4. 设计性实验实施的关键

设计性实验引入本科教学是近年来教学改革的新成果，尽管其理念和方式方法尚在逐步发展完善中，但设计性实验在培养创新型、研究型人才方面的作用是非常显著的。虽然各高校，甚至各实验平台对如何高效开设这门课程均有独到的见解和相应的措施，但从目前发表的与设计性实验有关的教改论文来看，以下几个方面是开设好设计性实验必须把关的共性问题。

1)选择合适的课题

设计性实验项目选题的适合与否直接关系到学生能否顺利达到实验目标以及能否保证教学质量，应当遵循综合性、探索性、适中性和开放性的原则。选择综合性和探索性的题目在于培养学生综合运用所学知识和技能来解决问题的能力，体验科学探索的过程，历练学生科学研究的能力；课题的适中性是指选择的课题要有一定的难度，学生通过努力能够在规定的时间内完成，这样既可保证教学任务的完成，也有利用激发学生从事科学实验的热情；课题的开放性是指解决问题的途径不是唯一的，可以用多种手段、方法及原理来解决，这样有利于培养学生的发散思维，培养善于运用多种方法、多种途径及多种实验技能解决实际问题的能力。

2)开放实验室

为了保证设计性实验的学生有充分的时间在实验室学习和操作，需要对实验室进行开放管理。此外，学生在实验过程中所用时间长短、进展快慢也有差别，只有开放实验室才能保证学生有足够的时间去探索和实践。为了保证开放实验室的正常运转，需要加强和改变实验室的管理方式，制定相应的管理制度。

3)政策保障

设计性实验不仅仅是学生要付出大量的时间，指导教师和实验员也要付出比通常实验课多几倍甚至几十倍的劳动。因此，在管理上，对学生、指导教师和实验员都应该有相应的激励机制，以调动师生的积极性，保证教学任务的完成。

三、实验记录及报告

实验过程中应详细做好实验记录。实验记录以工作内容(主题)为主线，按时间顺序详细记录。实验记录需用专用实验记录本，不得用单页纸张。实验结束后，记录本交实验指导教师审阅。实验报告按照研究论文的格式撰写，包括中英文题目和摘要、引言(前言)、材料与方法、结果、讨论、参考文献等几个部分。答辩要求讲解实验结果 10 min，回答教师和学生提问 15 min。

四、设计性实验考核原则

设计性实验的考核包括实验方案选择答辩、实验过程、实验报告、实验结果答辩四个环节的考核。两次答辩的评委至少由 2 位教师、3 名学生组成，实验报告和实验过程由实验指导教师和实验准备的教师共同评判。

实验二十五　氯霉素的合成

【氯霉素简介】氯霉素(Chloramphenicol)，化学名为 D-苏式-(−)-*N*-[α-(羟基甲基)-β-羟基-对硝基苯乙基]-2，2 二氯乙酰胺，是广谱抗生素，主要用于治疗伤寒杆菌、痢疾杆菌、脑膜炎球菌等感染，对多种厌氧菌、立克次体感染也有效。氯霉素分子中有两个手性碳原子，共有四种光学异构体，只有 D-苏阿糖型有效(《中国药典》收载)，其他三种无效。

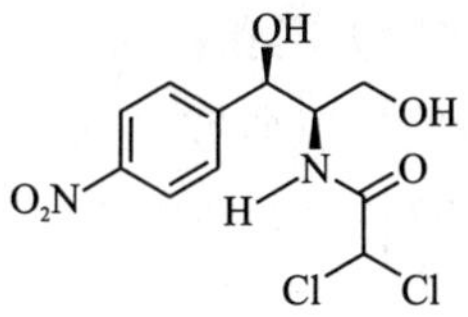

【目的要求】自己查阅资料、拟定实验方案和技术路线，完成氯霉素的合成，或就目前工业上氯霉素合成路线中某一中间体的合成进行研究。实验报告以研究论文的格式撰写，包括引言、材料与方法、结果(结果与讨论)、讨论及参考文献。

【推荐阅读】氯霉素的合成方法、工艺路线已经被写进许多教科书了，文献调研时，可先看教科书和下面推荐的文章，以便尽快了解氯霉素合成现状。

[1]文铭孝，陈建良，翁行尚. 琥珀酸氯霉素的合成[J]. 广东化工，2010，03：109，120.

[2]郅慧，刘梅，赵钟祥，等. 棕榈氯霉素合成实验教学研究[J]. 广东化工，2014，21：217-218.

[3]张成，王红. 无味氯霉素的合成工艺改进[J]. 湖北中医药大学学报，2011，01：36-38.

[4]姜华，陈蓉蓉，蒲含林. 琥珀氯霉素的合成工艺改进[J]. 化学反应工程与工艺，2011，04：380-384.

[5]任蓓霞. "氯霉素概述与合成路线"说课设计[J]. 卫生职业教育，2008，01：52-53.

[6]王凯还，杨增军，王琦，等. 乙苯合成氯霉素方法探讨[J]. 科技致富向导，2015，14：49，202.

[7]戴乾圜. 氯霉素新合成法的若干研究[J]. 科学通报，1977，09：381-389.

[8]戴乾圜. 氯霉素新合成法的若干研究[J]. 北京工业大学学报，1978，01：47-56.

实验二十六　氟哌酸的合成

【氟哌酸简介】氟哌酸的化学名为 1-乙基-6-氟-1，4-二氢-4-氧-7-(1-哌嗪基)-3-喹啉羧酸[1-Ethyl-6-fluoro-1，4-dihydro-4-oxo-7-(1-piperazinyl)-3-quino-linecarboxylic acid]，化学结构式如图所示。该药为第三代喹诺酮类广谱抗生素，主要用于各种敏感的革兰氏阴性菌感染治疗，对绿脓杆菌、大肠杆菌、肺炎克雷白杆菌、奇异变形杆菌、产气杆菌、沙门氏菌、沙雷氏菌、淋球菌等有强杀菌作用。

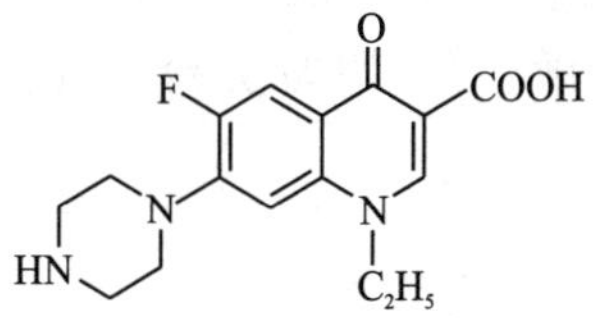

【目的要求】查阅文献、拟定实验方案和技术路线，完成氟哌酸的合成；或就合成路线中某一关键反应进行研究。实验报告以研究论文的格式提交，应包括引言、材料与方法、结果与讨论(或结果和讨论分开写)、参考文献。

【推荐阅读】

[1]王希. 氟哌酸合成工艺改进[J]. 江苏药学与临床研究，1996，01：46-48.

[2]金春. 氟哌酸合成新工艺研究通过鉴定[J]. 中国药科大学学报，1991，01：47.

[3]蒋洪寿. 氟哌酸的合成[J]. 天津化工，1992，03：30-34.

[4]龚平. 氟哌酸合成工艺综述[J]. 中国医药导刊，2008，03：428-431.

实验二十七　盐酸普鲁卡因的合成

【盐酸普鲁卡因简介】盐酸普鲁卡因(Procaine Hydrochloride)，化学名为4-氨基苯甲酸-2-(二乙氨基)乙酯盐酸盐($C_{13}H_{20}N_2O_2 \cdot HCl$)，属于局部麻醉药，用于浸润局麻、神经传导阻滞等。

盐酸普鲁卡因作用于外周神经产生传导阻滞作用，依靠浓度梯度以弥散方式穿透神经细胞膜，在内则阻断钠离子通道，使神经细胞兴奋阈值升高，丧失兴奋性和传导性，信息传递被阻断，具有良好的局麻作用。盐酸普鲁卡因的分子结构中含苯甲酸酯、芳伯胺基、叔胺等结构，见下图。

【目的要求】自己查阅文献，拟订方案和设计合成技术路线，完成本药品的合成。实验报告以研究论文的格式提交，应包括引言、材料与方法、结果与讨论(或结果和讨论分开写)、参考文献。

【推荐阅读】

[1]武莹浣. 盐酸普鲁卡因合成、稳定性和检测[J]. 中国科教创新导刊，2013，22：100.

[2]祝清兰. 普鲁卡因的合成和分析方法[D]. 南京工业大学硕士学位论文，2004.

[3]卓泽思，刘燕华，黄黎敏，等. 均匀实验优选盐酸普鲁卡因中间体的合成工艺[J]. 山东化工，2014，12：11-12，15.

实验二十八　硝酸咪康唑的合成

【硝酸咪康唑简介】硝酸咪康唑(Miconazole Nitrate)，化学名为1-[2-(2，4-二氯苯基)甲氧基]乙基-1H-咪唑硝酸盐($C_{18}H_{14}Cl_4N_2O \cdot HNO_3$)，属于抗真菌药。本品通过干扰细胞色素P-450的活性，从而抑制真菌细胞膜主要固醇类——麦角固醇的合成，损伤真菌细胞膜致其细胞内物质外漏；也可抑制真菌的三酰甘油和磷脂的生物合成，抑制氧化酶和过氧化酶的活性，引起细胞内过氧化氢积聚而导致细胞亚微结构变性和细胞坏死。

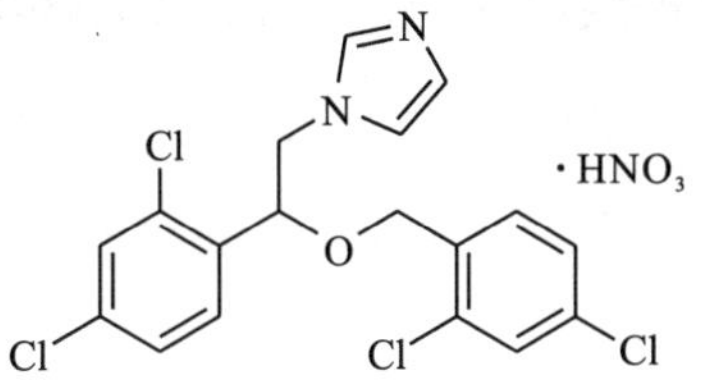

【目的要求】自己查阅文献，拟订方案和设计合成技术路线，完成本药品的合成。实验报告以研究论文的格式提交，应包括引言、材料与方法、结果与讨论(或结果和讨论分开写)、参考文献。

【推荐阅读】

[1]何斌. 硝酸咪康唑合成新工艺研究[D]. 杭州：浙江工业大学硕士学位论文，2010.

[2]何斌，颜秋梅，潘富友. 硝酸咪康唑的合成工艺改进[J]. 合成化学，2009，04：508-511.

[3]李金梅. 硝酸咪康唑合成新工艺[J]. 广东化工，1990，04：35-37.

实验二十九　阿昔洛韦的合成

【阿昔洛韦简介】阿昔洛韦(Aciclovir or Acyslovir)，化学名为9-(2-羟乙氧甲基)鸟嘌呤，分子式为$C_8H_{11}N_5O_3$，属于一种合成的嘌呤核苷类抗病毒药，分子结构如下图。该药主要用于病毒性、皮肤或黏膜感染的预防和治疗，也用于治疗乙型肝炎、单纯疱疹性角膜炎、带状水痘病毒感染等，是治疗HSV脑炎的首选药物，在减少发病率及降低死亡率方面均优于阿糖腺苷。还可用于治疗带状疱疹、EB病毒、免疫缺陷者并发水痘等感染。

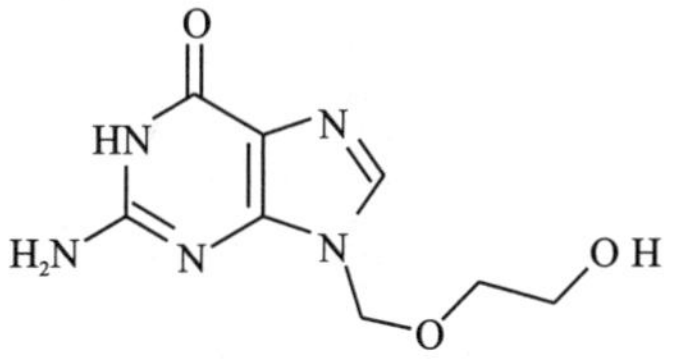

【目的要求】 自己查阅文献，拟定方案和设计合成技术路线，完成本药品的合成。实验报告以研究论文的格式提交，应包括引言、材料与方法、结果与讨论(或结果和讨论分开写)、参考文献。

【推荐阅读】

[1]李坚军，鞠金军，蒲通，等. 阿昔洛韦的合成工艺改进[J]. 化工生产与技术，2012，02：9-11，33，3.

[2]周昌清. 阿昔洛韦(无环鸟苷)中间体的合成研究[D]. 南京：南京理工大学硕士学位论文，2004.

[3]石荣显. 阿昔洛韦合成路线图解[J]. 中国医药工业杂志，1997，06：46-47.

附录Ⅰ　限制使用和避免使用的溶剂

根据《中国药典》和《化学药物残留溶剂研究的技术指导原则》中对残留溶剂的规定，在生产工艺中应避免使用的溶剂有苯、四氯化碳等5种，详见附表1-1；应限制使用的溶剂有乙腈、氯苯等27种，详见附表1-2。

附表1-1　生产中避免使用的溶剂

溶剂	限制浓度/%	影响
苯	0.0002	致癌
四氯化碳	0.0004	具毒性并影响环境
1，2-二氯乙烷	0.0005	具毒性
1，1-二氯乙烯	0.0008	具毒性
1，1，1-三氯乙烷	0.15	危害环境

附表1-2　生产中限制使用的溶剂

溶剂	限制浓度/%	溶剂	限制浓度/%
乙腈	0.041	甲醇	0.3
氯苯	0.036	2-甲氧基乙醇	0.005
三氯甲烷	0.006	甲基丁基酮	0.005
环己烷	0.388	甲基环己烷	0.118
1，2-二氯乙烯	0.187	*N*-甲基吡咯烷酮	0.053
二氯甲烷	0.06	硝基甲烷	0.005
1，2-二甲氧基乙烷	0.01	吡啶	0.02
N，*N*-二甲基乙酰胺	0.109	四氢噻吩	0.016
N，*N*-二甲基甲酰胺	0.088	四氢化萘	0.01
二氧六环	0.038	四氢呋喃	0.072
2-乙氧基乙醇	0.016	甲苯	0.089
乙二醇	0.062	1，1，2-三氯乙烯	0.008
甲酰胺	0.022	二甲苯	0.217
正己烷	0.029		

附录Ⅱ 常用试剂规格、选用试剂的参考原则

一、化学试剂规格

化学试剂的纯度较高，根据纯度及杂质含量的多少，可将其分为以下几个等级。

(1)优级纯试剂：亦称保证试剂，为一级品，纯度高，杂质极少，主要用于精密分析和科学研究，常以 GR 表示。

(2)分析纯试剂：亦称分析试剂，为二级品，纯度略低于优级纯试剂，杂质含量略高于优级纯试剂，适用于重要分析和一般性研究工作，常以 AR 表示。

(3)化学纯试剂：为三级品，纯度较分析纯差，但高于实验试剂，适用于工厂、学校一般性的分析工作，常以 CP 表示。

(4)实验试剂：为四级品，纯度比化学纯差，但比产业品纯度高，主要用于一般化学实验，不能用于分析工作，常以 LR 表示。

以上按试剂纯度分类的方法已在我国通用。根据化学产业部颁布的“化学试剂包装及标志”的规定，化学试剂的不同等级分别用各种不同的颜色来标志，见附表 2-1。

附表 2-1 我国化学试剂的等级及标志

级别	一级品	二级品	三级品	四级品
纯度分类	优级纯	分析纯	化学纯	实验试剂
瓶签颜色	绿色	红色	蓝色	黄色

化学试剂除上述几个等级外，还有基准试剂、光谱纯试剂及超纯试剂等。基准试剂相当或高于优级纯试剂，专作滴定分析的基准物质，用于确定未知溶液的正确浓度或直接配制标准溶液，其主成分含量一般在 99.95%～100.0%，杂质总量不超过 0.05%。光谱纯试剂主要在光谱分析中作标准物质，其杂质用光谱分析法测不出或杂质低于某一限度，纯度在 99.99%以上。超纯试剂又称高纯试剂，是用一些特殊设备如石英、铂器皿生产的。

我国化学试剂属于国家标准的附有 GB 代号，属于化学产业部标准的附有 HG 或 HGB 代号。

除上述化学试剂外，还有很多特殊规格的试剂，如指示剂、基准试剂、当量试剂、光谱纯试剂、生化试剂、生物染色剂、色谱用试剂及高纯工业用试剂等。

二、选用试剂的参考原则

(1)标准液用基准或优级纯试剂。

(2)制备标准液也可采用分析纯或化学纯试剂，然后用基准试剂或优级纯试剂校正。

(3)一般鉴定、定性鉴别、杂质检查用的试液采用分析纯试剂或化学纯试剂。

(4)制备用试剂采用化学纯试剂或实验试剂。

附录Ⅲ 药物合成中常用溶剂的纯化及使用

1. 丙酮

丙酮是最简单的饱和酮，是一种无色透明液体，有辛辣气味。化学式 CH_3COCH_3，相对分子质量 58.08，CAS 号 67-64-1，沸点 56.2 ℃，折光率 1.3588，相对密度 0.7899。普通丙酮常含有少量的水及甲醇、乙醛等还原性杂质。目前市售丙酮含水量不超过 0.5%，一般直接用分子筛或者无水硫酸钙或碳酸钾干燥即可符合要求。如果要求含水量低于 0.05%，可用以下方法进行纯化。

(1)于 250 mL 丙酮中加入 2.5 g 高锰酸钾回流，若高锰酸钾紫色很快消失，再加入少量高锰酸钾继续回流，至紫色不褪为止。然后将丙酮蒸出，用无水碳酸钾或无水硫酸钙干燥，过滤后蒸馏，收集 55～56.5 ℃的馏分。用此法纯化丙酮时，须注意丙酮中含还原性物质不能太多，否则会过多消耗高锰酸钾和丙酮，使处理时间增长。

(2)将 100 mL 丙酮装入分液漏斗中，先加入 4 mL 10% 硝酸银溶液，再加入 3.6 mL 1 mol/L 氢氧化钠溶液，振摇 10 min，分出丙酮层，再加入无水硫酸钾或无水硫酸钙进行干燥。最后蒸馏收集 55～56.5 ℃的馏分。此法比方法(1)要快，但硝酸银较贵，只宜做少量纯化用。

2. 乙醇

乙醇是带有一个羟基的饱和一元醇，在常温、常压下是一种易燃、易挥发的无色透明液体，有酒的气味和刺激的辛辣滋味，微甘。化学式 CH_3CH_2OH，相对分子质量 46.07，CAS 号 67-17-51，沸点 78.5 ℃，折光率 1.3616，相对密度 0.7893。普通乙醇的含量为 95%，可以与水形成恒沸溶液，因此，不能用一般分馏的方法除去水分，若要求乙醇的浓度为 98%～99%，可采用下列方法纯化。

(1)利用苯、水和乙醇可形成低共沸混合物的性质，将苯加入乙醇中，进行分馏，在 64.9 ℃时蒸出苯、水、乙醇的三元恒沸混合物，多余的苯在 68.3 ℃与乙醇形成二元恒沸混合物被蒸出，最后蒸出乙醇。工业上多采用此法。

(2)用生石灰脱水。于 100 mL 95% 乙醇中加入新鲜的块状生石灰 20 g，回流 3～5 h，然后进行蒸馏。

若要 99% 以上的乙醇，可采用下列方法：

(1)用金属钠除去乙醇中微量的水，在 100 mL 99% 乙醇中，加入 7 g 金属钠，待反应完毕，再加入 27.5 g 邻苯二甲酸二乙酯或 25 g 草酸二乙酯，回流 2～3 h，然后进行蒸馏。金属钠虽能与乙醇中的水作用，产生氢气和氢氧化钠，但所生成的氢氧化钠又与乙醇发生平衡反应，因此，单独使用金属钠不能完全除去乙醇中的水，须加入过量的高沸点酯，如邻苯二甲酸二乙酯与生成的氢氧化钠作用，抑制上述反应，从而达到进一步脱水的目的。

(2)用金属镁除去微量水，在 60 mL 99%乙醇中，加入 5 g 镁和 0.5 g 碘，待镁溶解生成醇镁后，再加入 900 mL 99%乙醇，回流 5 h 后，蒸馏，可得到 99.9%乙醇。由于乙醇具有非常强的吸湿性，所以在操作时，动作要迅速，尽量减少转移次数以防止空气中的水分进入，同时所用仪器必须事前干燥好。

乙醇中微量水分的检测方法：取待检测的乙醇 1 mL 置于洁净的试管中，加入 1～2 滴乙醇铝的苯溶液，如有白色沉淀产生，说明此样品中水分已超过 0.05%。

3. 石油醚

石油醚是无色透明液体，有煤油气味。是低相对分子质量烷烃类的混合物，主要为戊烷和己烷的混合物。不溶于水，溶于无水乙醇、苯、氯仿、油类等多数有机溶剂。易燃易爆，与氧化剂可强烈反应。石油醚的沸程为 30～150 ℃，实验室通常用的石油醚有三种沸程的规格：30～60 ℃，60～90 ℃，90～120 ℃。其中主要的杂质是少量的不饱和烃，沸点与烷烃相近，用蒸馏法无法分离。石油醚的纯化方法通常将石油醚用相同体积的浓硫酸洗涤 2～3 次，再用 10%硫酸加入高锰酸钾配成的饱和溶液洗涤，直至水层中的紫色不再消失为止。然后再用水洗，经无水氯化钙干燥后蒸馏。若需绝对干燥的石油醚，可加入钠丝干燥。

4. 乙醚

乙醚为一个简单对称醚，在常温、常压下是一种极易挥发、极易燃烧的无色透明液体，有特殊刺激气味，带甜味。化学式 $CH_3CH_2OCH_2CH_3$，相对分子质量 74.12，CAS 号 60-29-7，沸点 34.51 ℃，折光率 1.3526，相对密度 0.71378。普通乙醚常含有 2%乙醇和 0.5%水。久藏的乙醚常含有少量过氧化物。

过氧化物的检验和除去：在干净的试管中放入 2～3 滴浓硫酸，1 mL 2%碘化钾溶液(若碘化钾溶液已被空气氧化，可滴加稀亚硫酸钠溶液至黄色消失)和 1～2 滴淀粉溶液，混合均匀后加入乙醚，若出现蓝色即表示有过氧化物存在。除去过氧化物可用新配制的硫酸亚铁稀溶液(水 100 mL，搅拌下缓慢加入浓硫酸 6 mL 和硫酸亚铁 60 g，搅拌溶解即得)。将 100 mL 乙醚和 10 mL 新配制的硫酸亚铁溶液放在分液漏斗中洗数次，至无过氧化物为止。

醇和水的检验和除去：乙醚中放入少许高锰酸钾粉末和一粒氢氧化钠。放置后，氢氧化钠表面附有棕色树脂，即证明有醇存在。用无水硫酸铜检验水的存在。先用无水氯化钙除去大部分水，再经金属钠干燥。其方法是：将 100 mL 乙醚放在干燥锥形瓶中，加入 20～25 g 无水氯化钙，瓶口用软木塞塞紧，放置一天以上，并间断摇动，然后蒸馏，收集 33～37 ℃的馏分。用压钠机将 1 g 金属钠直接压成钠丝放于盛乙醚的瓶中，用带有氯化钙干燥管的软木塞塞住，或在木塞中插一末端拉成毛细管的玻璃管，这样，既可防止潮气浸入，又可使产生的气体逸出。放置至无气泡发生即可使用；放置后，若钠丝表面已变黄变粗，须再蒸一次，然后再压入钠丝，直至不产生气泡，且钠丝表面依然保持光泽为止，密塞冷藏。另外也可以加入无水氯化钙或者分子筛对乙醚进行干燥。在蒸馏储存过久的乙醚时注意不能全部蒸干，以防发生意外。

5. 甲醇

甲醇是结构最简单的饱和一元醇，在常温、常压下是一种易挥发的无色透明液体，有酒精气味。化学式 CH_3OH，相对分子质量 32.04，CAS 号 67-56-1，沸点 64.7 ℃，折光率 1.3288，相对密度 0.7914。普通未精制的甲醇含有 0.02%丙酮和 0.1%水。而工业甲醇中这些杂质的含量达 0.5%～1%。为了制得纯度达 99.9%以上的甲醇，可将甲醇用分馏柱分馏。收集 64 ℃的馏分，再用镁去水(与制备无水乙醇相同)。甲醇有毒，处理时应防止吸入其蒸气。

6. 氯仿

氯仿在常温、常压下是一种易挥发的无色透明液体，有特殊气味，味甜。化学式 $CHCl_3$，相对分子质量 119.38，CAS 号 67-66-3，沸点 61.7 ℃，折光率 1.4476，相对密度 1.4840。

氯仿在日光下易氧化成氯气、氯化氢和光气(剧毒)，故氯仿应储于棕色瓶中。市售氯仿常用 1%酒精做稳定剂，以消除产生的光气。氯仿中乙醇的检验可用碘仿反应；游离氯化氢的检验可用硝酸银的醇溶液。可将氯仿用其二分之一体积的水振摇数次分离下层的氯仿，用氯化钙干燥 24 h，然后蒸馏除去乙醇。另一种纯化方法：将氯仿与少量浓硫酸一起振动两三次。每 200 mL 氯仿用 10 mL 浓硫酸，分去酸层以后的氯仿用水洗涤，干燥，然后蒸馏。除去乙醇后的无水氯仿应保存在棕色瓶中并避光存放，以避免光气的产生。

7. 二氯甲烷

二氯甲烷为无色透明液体，有芳香气味，微溶于水，溶于乙醇和乙醚，是不可燃低沸点溶剂。化学式 CH_2Cl_2，相对分子质量 84.93，CAS 号 75-09-2，沸点 39.8 ℃，折光率 1.4242，相对密度 1.3266。使用二氯甲烷比氯仿安全，因此，常常用它来代替氯仿作为比水重的萃取剂。普通的二氯甲烷一般都能直接当作萃取剂用。

如需纯化，可用 5%碳酸钠溶液洗涤，再用水洗涤，然后用无水氯化钙干燥，过滤，滤液蒸馏收集 40～41 ℃的馏分，保存在棕色瓶中。注意二氯甲烷不能用金属钠干燥，若处理不当容易引起爆炸。

8. 四氢呋喃

四氢呋喃是一类杂环有机化合物，是强的极性醚，为无色易挥发液体，有类似乙醚的气味。相对分子质量 72.11，CAS 号 109-99-9，沸点 67 ℃(64.5 ℃)，折光率 1.4050，相对密度 0.8892。四氢呋喃是一种重要的有机合成原料且是性能优良的溶剂，可用作色谱分析试剂、有机溶剂及尼龙 66 中间体。在空气中能形成可爆的过氧化物，遇明火、高温、氧化剂易燃；燃烧产生刺激烟雾。

四氢呋喃与水能混溶，并常含有少量水分及过氧化物。如要制得无水四氢呋喃，先用固体氢氧化钠干燥数天后(如有过氧化物要注意防止爆炸，此步可省略)，再用氢化铝锂在隔绝潮气下回流(通常 1000 mL 需 2～4 g 氢化铝锂)除去其中的水和过氧化物，然后蒸馏，收集 66 ℃的馏分(蒸馏时不要蒸干，将剩余少量残液倒出)。精制后的液体加入钠丝并应在氮气中保存。处理四氢呋喃时，应先用少量进行试验，在确定其中只有少量水和过氧化物，作用不致过于激烈时，方可进行纯化。四氢呋喃中的过氧化物可用酸化的碘化钾溶液来检验。如过氧化物较多，应另行处理。

9. 二氧六环

二氧六环为无色液体，稍有香味，对皮肤、眼部和呼吸系统有刺激作用，对肝、肾和神经系统有毒性，急性中毒时可能会导致死亡。相对分子质量 88.11，CAS 号 123-91-1，沸点 101.3 ℃，熔点 12 ℃，折光率 1.4424，相对密度 1.0336。二氧六环与水和乙醇都能形成共沸物。二氧六环中常含有少量二乙醇缩醛与水，久置的二氧六环可能含有过氧化物(其鉴定和去除参阅乙醚)。

二氧六环的纯化方法：在 500 mL 二氧六环中加入 50 mL 浓硫酸加热回流 5 h，通入氮气以除去生成的乙醛。冷却后，加入固体氢氧化钾，直到不能再溶解为止，分去水层，再用固体氢氧化钾干燥 24 h。过滤，在金属钠存在下加热回流 8～12 h，蒸馏，压入钠丝密封保存。精制过的 1，4-二氧环己烷应当避免与空气接触。

10. 乙酸乙酯

乙酸乙酯在常温、常压下是一种易挥发的无色透明液体，浓度较高时有刺激性气味，能吸水分，水分能使其缓慢分解而呈酸性反应。相对分子质量 88.11，CAS 号 141-78-6，沸点 77.06 ℃，折光率 1.3719，相对密度 0.902。能与醇、丙酮、氯仿及乙醚混溶，与水和乙醇形成共沸物。乙酸乙酯一般含量为 95%～98%，含有少量水、乙醇和乙酸。可用以下方法纯化：①在 1000 mL 乙酸乙酯中加入 100 mL 乙酸酐，10 滴浓硫酸，加热回流 4h，除去乙醇和水等杂质，然后进行蒸馏。馏液用 20～30 g 无水碳酸钾振荡，再蒸馏。产物沸点为 77 ℃，纯度可达 99%以上。②于 100 mL 乙酸乙酯中加入等体积的 5%碳酸钠溶液洗涤，再用饱和氯化钙溶液洗，分出乙酸乙酯，水洗涤，用无水碳酸钾干燥，过滤，滤液蒸馏，收集恒定馏分，纯度可达 99.7%左右。

11. 吡啶

吡啶是含有一个氮杂原子的六元杂环化合物。可以看做苯分子中的一个(CH)被 N 取代的化合物，故又称氮苯，为无色或微黄色液体，有恶臭。相对分子质量 79.10，CAS 号 110-86-1，沸点 115.5 ℃，折光率 1.509，相对密度 0.981。吡啶是许多有机化合物和无机化合物良好的碱性有机溶剂，具有很强的吸水性。能与水、乙醇、乙醚、石油醚混溶，并与水形成恒沸液。分析纯的吡啶含有少量水分，可供一般实验用。如要制得无水吡啶，可将吡啶与氢氧化钾(钠)颗粒一同回流，然后隔绝潮气蒸出备用。干燥的吡啶吸水性很强，保存时应将容器口用石蜡封好，并在容器中放入分子筛。

12. 二甲基亚砜

二甲基亚砜是一种含硫有机化合物，常温下为无色无臭的透明液体，是一种具吸湿性的可燃液体。具有高极性、高沸点、热稳定性好、非质子、与水混溶的特性，由于能溶解大多数化合物而被称作“万能溶剂”。相对分子质量 78.13，CAS 号 67-68-5，沸点 189 ℃，熔点 18.5 ℃，折光率 1.4783，相对密度 1.100。二甲基亚砜能与水混合，可用分子筛长期放置加以干燥。然后减压蒸馏，收集 76 ℃/1600 Pa(12 mmHg)馏分。蒸馏时，温度不可高于 90 ℃，否则会发生歧化反应生成二甲砜和二甲硫醚。也可用氧化钙、氢化钙、氧化钡或无水硫酸钡来干燥，然后减压蒸馏。也可用部分结晶的方法纯化。二甲基亚砜与某些物质混合时可能发生爆炸，如氢化钠、高碘酸或高氯酸镁等，应予以注意。

13. *N*，*N*-二甲基甲酰胺

N，*N*-二甲基甲酰胺是一种透明液体，能和水及大部分有机溶剂互溶。它是化学反应的常用溶剂。纯 *N*，*N*-二甲基甲酰胺是没有气味的，但工业级或变质的 *N*，*N*-二甲基甲酰胺则有鱼腥味，因其含有二甲基胺的不纯物。相对分子质量 73.10，CAS 号 68-12-2，沸点 149～156 ℃，折光率 1.4305，相对密度 0.9487。化学纯及以上试剂的含量不低于 95%，主要杂质常含有胺、氨、甲醛和水，常压蒸馏时部分分解，产生二甲胺和一氧化碳。在有酸或碱存在时，分解加快。所以加入固体氢氧化钾(钠)在室温放置数小时后，即有部分分解。因此，最常用硫酸钙、硫酸镁、氧化钡、硅胶或分子筛干燥，然后减压蒸馏，收集 76 ℃/4800 Pa(36 mmHg)的馏分。其中如含水较多时，可加入其 1/10 体积的苯，在常压及 80 ℃以下蒸去水和苯，然后再用无水硫酸镁或氧化钡干燥，最后进行减压蒸馏。纯化后的 *N*，*N*-二甲基甲酰胺要避光储存。*N*，*N*-二甲基甲酰胺中如有游离胺存在，可用 2，4-二硝基氟苯产生颜色来检查。如果需要含水量低于 0.05% 的 *N*，*N*-二甲基甲酰胺，则可在上述处理的基础上，用 4A 型分子筛干燥一天，过滤，蒸馏，收集馏分。

14. 二硫化碳

二硫化碳为无色液体。实验室用的纯的二硫化碳有类似氯仿的芳香甜味，但是通常不纯的工业品因为混有其他硫化物(如羰基硫等)而变为微黄色，并且有令人不愉快的烂萝卜味。相对分子质量 76.14，CAS 号 75-15-0，沸点 46.25 ℃，折光率 1.631 9，相对密度 1.2632。二硫化碳为有毒化合物，能使血液神经组织中毒。具有高度的挥发性和易燃性，因此，使用时应避免与其蒸气接触。对二硫化碳纯度要求不高的实验，在二硫化碳中加入少量无水氯化钙干燥几小时，在水浴 55～65 ℃下加热蒸馏、收集。如需要制备较纯的二硫化碳，在试剂级的二硫化碳中加入 0.5%高锰酸钾水溶液洗涤三次。除去硫化氢后再加入适量金属汞不断振荡以除去硫。最后用 2.5%硫酸汞溶液洗涤，除去所有的硫化氢(洗至没有恶臭为止)，再经氯化钙干燥，蒸馏收集，密塞，避光冷藏。

15. 苯

苯是一种碳氢化合物，也是最简单的芳烃。在常温下为一种无色、有甜味的透明液体，并具有强烈的芳香气味。苯可燃，毒性较高，是一种致癌物质。可通过皮肤和呼吸道进入人体，在体内极难降解，因为其有毒，常用甲苯代替。相对分子质量 78.11，CAS 号 71-43-2，沸点 80.1 ℃，折光率 1.5011，相对密度 0.87865。普通苯常含有少量水和噻吩，噻吩的沸点 84 ℃，与苯接近，不能用蒸馏的方法除去。要除去噻吩和水，可利用噻吩比苯容易磺化的特点进行纯化：将苯装入分液漏斗中，加入相当于苯体积七分之一的浓硫酸，振摇使噻吩磺化，弃去酸液，再加入新的浓硫酸，重复操作几次，直到酸层呈现无色或淡黄色并检验无噻吩为止。将上述无噻吩的苯依次用 10%碳酸钠溶液和水洗至中性，再用氯化钙干燥，进行蒸馏，收集 80 ℃的馏分，最后用金属钠脱去微量的水得无水苯。噻吩的检验：取 1 mL 苯加入 2 mL 溶有 2 mg 吲哚醌的浓硫酸，振荡片刻，若酸层呈蓝绿色，即表示有噻吩存在。

16. 四氯化碳

四氯化碳是一种无色液体，能溶解脂肪、油漆等多种物质，易挥发、不易燃，具氯仿的微甜气味。相对分子质量 153.84，CAS 号 56-23-5，沸点 76.8 ℃，密度 1.595，折光率 1.4603。四氯化碳不溶于水，但溶于有机溶剂。不易燃，能溶解油脂类物质，吸入或皮肤接触都可导致中毒。纯化方法：将 100 mL 四氯化碳加入 6 g 氢氧化钠溶于 6 mL 水和 10 mL 乙醇的溶液中，在 50～60 ℃振摇 30 min，分出四氯化碳，水洗，再重复操作一次(氢氧化钾的量减半)，最后用少量的浓硫酸洗至无色。最后用氯化钙干燥，过滤，蒸馏收集 76.7 ℃的馏分(四氯化碳中残余的乙醇也可以用氯化钙除掉)。四氯化碳不能用金属钠干燥，否则会有爆炸危险。

附录Ⅳ　药物合成中常用试剂的纯化及使用

1. 氨基钠

氨基钠为橄榄绿色或白色结晶性粉末，有氨的气味，露置空气中易吸收水分和二氧化碳，400 ℃开始挥发，500～600 ℃分解成元素单质。遇水分解反应剧烈，生成氢氧化钠和氨；遇乙醇反应较慢。熔点 208 ℃，沸点 400 ℃。生成热－118.8 kJ/moL，易燃。如色泽变黄，即氨基钠已变为叠氮化物，不可再用，以防发生爆炸。有腐蚀性和吸潮性，在空气中易氧化。

制备方法：向装有玻璃塞、密封的搅拌棒和装有碱石灰干燥管的回流冷凝管的 500 mL 三颈烧瓶中加入 300 mL 无水液氨。用干冰和丙酮控制温度，搅拌下向溶液中加入 0.5 g 钠，溶液显蓝色。然后加入 0.5 g 硝酸铁粉末催化剂，30 min 内加入 13.3 g 切成小块的钠。当钠转化成氨基钠后，溶液由蓝色变为灰色悬浮液，从滴液漏斗中加入足量的无水乙醚，使液体体积保持在 300 mL 左右。升温蒸出氨，当氨几乎全部蒸完后搅拌氨基钠悬浮液，加热回流 5 min，然后冷却到室温，得到 23.4 g 氨基钠的醚悬浮液，密塞，蜡封备用。

2. 钯催化剂

钯催化剂是非常有效的加氢催化剂，价格较贵。实验室可由氯化钯制备钯催化剂。

(1)Pd-C(1％Pd)的制备：6 g 活性炭悬浮于 60 mL 水中，机械搅拌，然后加入 0.06 g 氯化钯水溶液(3 mL)。机械搅拌 15 min，升温至沸腾后加入 0.7 mL 37％的甲醛水溶液，反应 1 h 后，抽滤，干燥，放入盛有氢氧化钾的干燥器中保存。

(2)Pd-C(5％Pd)的制备：将活性炭与 10％硝酸一起在蒸汽浴上加热 2～3 h，水洗去硝酸，干燥。将活性炭悬浮于水中，加热至 80 ℃，加入等量的氯化钯和浓盐酸及 2 倍体积的水中，溶解完全，然后将它加入到 37％甲醛水溶液中，再加入 30％氢氧化钠水溶液至碱性，反应 5 min，过滤，水洗，在空气中干燥，然后置于盛有氢氧化钾(或无水氯化钙)的干燥器中保存。

(3)Pd-C(30％Pd)的制备：将 8.25 g 氯化钯和 5 mL 浓盐酸加入到 50 mL 水中。冰浴冷却下，加入 50 mL 40％的乙醛溶液，再加入酸洗过的活性炭。机械搅拌下加入氢氧化钾水溶液，保持温度低于 50 ℃。加完后将温度升到 60 ℃，反应完毕，水洗，用乙酸洗涤，抽滤，干燥，然后置于盛有氢氧化钾(或无水氯化钙)的干燥器中保存。

(4)Pd-$BaSO_4$(5％Pd)的制备：将 63.1 g 氢氧化钡溶于 600 mL 热水，快速搅拌下加入硫酸至酸性。将 4.1 g 氯化钯溶于稀盐酸中，在机械搅拌下加入硫酸钡溶液，然后再加入 4 mL 40％的乙醛溶液。用 30％的氢氧化钠溶液调至弱碱性，反应完毕，静置，水洗，过滤，干燥，研细，然后置于盛有氢氧化钾(或无水氯化钙)的干燥器中保存。

3. *N*，*N*-二环己基碳二酰亚胺(DCC)

DCC熔点33～35 ℃，为蜡状低熔点的固体，该试剂对皮肤具有强腐蚀性，还会引起过敏，使用时必须小心。可以买到质量很高的DCC(纯度99%)，可将试剂瓶置于少量热水中使之液化以便称重。该试剂常用作脱水剂，反应后以二环己基脲形式除去。

回收的二环己基脲(熔点234 ℃)可用乙醇重结晶，然后在吡啶溶液中与对甲苯磺酰氯、三氯氧磷或五氧化二磷反应转化为DCC。制备方法：搅拌下，将17.1 g三氯氧磷滴加到溶有22.5 g二环己基脲的50 mL吡啶溶液中，加热，反应完毕，加入冰水，用石油醚(沸点60～80 ℃)萃取，无水硫酸钠干燥、旋蒸，剩余的油状物减压蒸馏，得*N*，*N*-二环己基碳二酰亚胺。

4. 氟化钾

氟化钾是一种盐，所以又称为钾的氟化盐，为白色单斜结晶或结晶性粉末，味咸，易吸湿，溶于水，不溶于乙醇。其水溶液呈碱性，能腐蚀玻璃和瓷器。相对密度2.454，熔点858 ℃，中等毒，半数致死量(大鼠，经口)245 mg/kg，有刺激性。

干燥纯化方法：氟化钾晶体研细，加热到180～210 ℃，存放在干燥器中。在使用前，将氟化钾干燥3 h，然后在加热的研钵(50 ℃)中研磨。

5. 过氧化苯甲酰

过氧化苯甲酰为白色或淡黄色细炷，微有苦杏仁气味，为实验室常用的氧化试剂，微溶于水，微溶于甲醇、异丙醇，稍溶于乙醇，溶于乙醚、丙酮、氯仿、苯、乙酸乙酯等。相对分子质量242.23，熔点103 ℃，相对密度1.33，是极不稳定的化合物。制备方法：在通风橱中，将30 mL 4 mol/L的氢氧化钠溶液和30 g(25 mL，0.214 mol)新蒸馏的苯甲酰氯(有催泪性，注意防护)分别装入两个恒压滴液漏斗，将上述溶液滴入50 mL(0.175 mol)12%(40体积)的过氧化氢，反应温度不超过5～8 ℃。继续反应半小时，抽滤，冷水洗涤，干燥即得过氧化苯甲酰粗品。纯化方法：溶于一体积的氯仿，再加入两体积的甲醇析出沉淀来提纯过氧化苯甲酰。但不能用热的氯仿进行重结晶，因为会产生剧烈的爆炸。过氧化苯甲酰在160 ℃时熔化并分解，与所有的有机过氧化物一样，过氧化苯甲酰应在防护屏后小心处理，应使用角勺或聚乙烯勺处理。

6. 金属氢化物

金属氢化物应用广泛，处理简单，常被选作很多有机官能团的还原剂，其中最常见的用于还原的金属氢化物是氢化铝锂和硼氢化钠。

1)氢化铝锂($LiALH_4$)

氢化铝锂是一个复合氢化物，为白色或灰白色结晶体，是药物合成中非常重要的还原剂，尤其是对于酯、羧酸和酰胺的还原。不溶于烃类，溶于乙醚、四氢呋喃，微溶于正丁醚。熔点140 ℃，相对密度0.92，稳定性较好，常温下在干空气中能稳定存在，遇水和醇发生剧烈反应。

氢化铝锂还原反应的操作需要无水、干燥的条件，反应使用无水乙醚或 THF 作溶剂。在装有磁力搅拌、滴液漏斗和回流冷凝器(用氯化钙干燥管或氮气隔绝潮湿空气)三口瓶中先加入氢化铝锂，由滴液漏斗慢慢加入反应溶剂，再将反应物滴加入氢化铝锂(过量)的乙醚(或 THF)溶液中。滴加的速度以维持反应混合物平稳地沸腾回流为限(也可以先加入底物的 THF 液，再分次慢加氢化铝锂)。反应结束后，在剧烈搅拌下，小心滴加含水的乙醚或乙醚-乙醇混合液，或滴加冰水，然后滴加浓碱溶液来分解过剩的还原试剂(最好不要过量)，最后可使用已酸乙酯回流，分解最终产物。也可以使用乙醚作溶剂，将反应混合物倒入含有稀酸的冰水中，分解铝的复合物，溶解氢氧化铝的沉淀。

2)硼氢化钠($NaBH_4$)

硼氢化钠是最常用的还原剂之一。硼氢化钠碱性溶液呈棕黄色，对空气中的水汽和氧较稳定，操作处理容易。适用于工业规模，因为溶解性的问题，通常使用甲醇、乙醇作为溶剂。溶于水、液氨、胺类，微溶于甲醇、乙醇、四氢呋喃，不溶于乙醚、苯、烃类。在湿空气中分解，加热至 400 ℃也会分解。

不同于氢化铝锂，硼氢化钠不需要严格的无水条件，常用溶剂是醇、四氢呋喃、二甲基甲醯胺(DMF)、水等。硼氢化钠可以在非常温和的条件下实现醛酮羰基的还原，生成一级醇、二级醇，一般不还原酯基、羧基、酰胺，但在高浓度、高温再配合合适溶剂或用路易斯酸催化时，可以还原酯基等比较弱的羰基。还原步骤是先把底物溶于溶剂，一般是甲醇或者乙醇，然后用冰浴冷却，将硼氢化钠粉末加入混合物搅拌至反应完全即可。温度可以采用阶段升温法，用薄层色谱监视反应进度。反应不需要严格无水，有些反应甚至可以用水作溶剂，例如，还原对甲酰基苯甲酸，先用氢氧化钠中和羧基，然后在水中反应即可成功还原甲酰基。

7. 铜粉

在药物合成上应用铜粉的反应不是太多，但在 Ullman 反应中被用作偶联的催化剂，使用铜粉时最好新鲜制备，否则达不到应有的活性，因而影响收率，甚至使反应失败。

新鲜铜粉的制备方法：①5 g 铜粉置于 100 mL 干燥的圆底烧瓶中，搅拌下加入 50 mL 含有 5%碘的丙酮溶液，室温剧烈搅拌 30 min，随后砂芯过滤，固体再放入干燥的圆底烧瓶中，加入丙酮－浓盐酸(1∶1)混合溶剂 30 mL，剧烈搅拌 5 min，随后砂芯过滤。重复两次，然后用水、丙酮和无水乙醚洗涤，抽干，置于干燥器中保存。

8. 氯化亚铜

氯化亚铜又称一氯化铜，为白色立方结晶或白色粉末，微溶于水，溶于浓盐酸和氨水生成络合物，不溶于乙醇。用作催化剂、杀菌剂、媒染剂、脱色剂。

氯化亚铜的制备方法：将 35 g(0.14 mol)五水硫酸铜和 9.2 g(0.175 mol)纯氯化钠溶于 125 mL 水中溶解。加入 8.4 g(0.044 mol)硫代硫酸钠的水溶液，搅拌，冷却到室温，分层，用溶有少量二氧化硫的水洗涤沉淀两次，抽滤，烘干至无乙酸味为止，即得白色氯化亚铜，置磨口瓶中密塞保存。氯化亚铜溶液的配置方法：将潮湿的氯化亚铜溶于浓盐酸中，但该溶液在制备好后必须在 24 小时内使用，因为它很容易氧化。

9. 溴化亚铜

溴化亚铜为白色结晶或结晶性粉末，露置空气中逐渐变浅绿色。不溶于乙醇、丙酮等有机溶剂，溶于氢溴酸、盐酸、硝酸和氨，热水中分解。分子式 CuBr，相对分子质量 143.45，密度 4.71 g/mL。

溴化亚铜的制备有如下两种方法。

(1)将 45 g(0.18 mol)五水硫酸铜和 19 g(0.19 mol)溴化钠溶于 150 mL 水中，在不断的搅拌下溶于 11.8 g 硫代硫酸钠水溶液，待溶液冷却后慢慢倒去上层清液，用溶有少量二氧化硫的水溶液洗涤沉淀，以防止沉淀被氧化。布氏漏斗过滤，用溶有二氧化硫的水洗涤，然后用溶有少量二氧化硫的乙醇和醚洗涤，压紧除去残液后，用装有硫酸和氢氧化钾的真空干燥器干燥，即得溴化亚铜固体。溴化亚铜溶液的配置方法：可将湿的溴化亚铜固体溶于 30 mL 饱和氢溴酸(48%)来制备。

(2)在回流装置中加入 63 g(0.25 mol)无水硫酸铜，20 g(0.314 mol)铜粉，114 g (1.109 mol)溴化钠，以及 30 g(16.3 mol)浓硫酸和 1 L 水，加热回流 3～4 h。若加热后溶液的颜色不变成金黄色，再加入少量亚硫酸钠，使反应物完全还原。布氏漏斗过滤，用溶有二氧化硫的水洗涤，然后用溶有少量二氧化硫的乙醇和醚洗涤，压紧除去残液后，用装有硫酸和氢氧化钾的真空干燥器干燥，即得溴化亚铜固体。

10. 无水三氯化铝

无水三氯化铝为白色颗粒或粉末，有强盐酸气味。工业品呈淡黄色，原因是含有游离氯。该品遇水蒸气能水解，遇水爆炸。工业上有广泛用途，在药物合成中常用来作催化剂使用。熔点 190 ℃，相对密度 2.44，相对分子质量 133.35。易溶于水、醇、氯仿、四氯化碳，微溶于苯。

无水三氯化铝的制备：将块状的三氯化铝研碎装入大小合适的圆底烧瓶中，安装蒸馏头，蒸馏头直接与接收瓶相连，接收瓶用两颈圆底烧瓶，接收瓶的另一个出口通过干燥塔和水泵相连。干燥塔中装有颗粒状的氯化钙，小心加热蒸馏瓶，减压，使得三氯化铝升华，收集在接收瓶中。

11. 氢碘酸

氢碘酸可以与水互溶形成水的恒沸物，含 55%～57%的碘化氢，沸点 122.5～126.5 ℃，相对密度 1.07。如果放置于空气中，氢碘酸溶液会变质，故应在氮气下密封保存。

氢碘酸制备方法：在通风橱中向 1.5 L 的三口瓶中加入 480 g 碘和 600 mL 水，中间的瓶口装上机械搅拌器，另一瓶口安导入管，将硫化氢气体导入到液面以下。导出管与一倒置的漏斗相连，漏斗伸入 5%的 NaOH 溶液表面。剧烈搅拌，通入硫化氢气体(硫化氢气体可以用启普发生器发生)，几小时后，溶液变为黄色(有时几乎没有颜色)，用磨砂玻璃漏斗过滤，剩下的硫块可在通风橱中向烧瓶中加入浓硝酸，再加热到沸腾除去。将滤液煮沸，直到用醋酸铅试纸检验无硫化氢气体。用 500 mL 的烧瓶蒸馏氢碘酸，收集 125.5～126.5 ℃/100 kPa 馏分，可得到浓度为 57％的恒沸点氢碘酸。

12. 水合肼

水合肼是一分子肼与一分子水的缔合物，为无色液体，特臭，毒性很大。与水和乙醇混溶，不溶于乙醚和氯仿。具有强的还原作用和腐蚀性，能侵蚀玻璃、橡胶、皮革、软木等。可用作制药原料、显像剂、抗氧剂、还原剂等。相对密度 1.03(21 ℃)。熔点小于−40 ℃，沸点 118.5 ℃。在药物合成中常用浓度为 85％的水合肼水溶液。

无水肼的制备方法：无水肼可用 95％的水合肼与 20％质量分数的 KOH 混合，放置过夜，再过滤出沉淀。或者用水合肼与相同质量的 NaOH 颗粒一起加热回流 2 h，然后在缓慢的氮气流中蒸馏，收集 114～116 ℃的馏分。注意在空气中蒸馏肼会发生爆炸。

13. 硫酸二烷基酯

1)硫酸二甲酯

硫酸二甲酯为无色至微棕色油状液体，有醚样气味，能被强碱分解。溶于乙醇和乙醚，在水中溶解度为 2.8 g/100 mL，在 18 ℃易迅速水解成硫酸和甲醇。溶于乙醇、乙醚、二氧六环、丙酮和芳香烃类，微溶于二硫化碳和脂肪烃类。相对密度 1.3322，沸点 188 ℃(分解)、76 ℃，折光率 1.3874。有致癌可能性，有腐蚀性。作为甲基化试剂，硫酸二甲酯可合成苯甲醚、安乃近、咖啡因、安替比林和甲氧基嘧啶、甲胺磷等。它与所有的强烷基化试剂类似，具高毒性，皮肤接触或吸入均有严重危害。在有机化学中已逐渐被低毒的碳酸二甲酯和三氟甲磺酸甲酯所取代。

市售的化学纯硫酸二甲酯，可供一般使用，如需提高纯度，可采用以下方法纯化：加入无水碳酸钾放置；或者使用冰水洗涤，再用饱和碳酸氢钠溶液洗涤，最后以无水硫酸钠干燥，蒸馏，收集恒定馏分。

2)硫酸二乙酯

硫酸二乙酯为无色油状液体的化学物质，不溶于水，能溶于乙醇及乙醚。遇高热、明火或与氧化剂接触时，有引起燃烧的危险。吸入本品后出现恶心、呕吐。毒性比硫酸二甲酯弱，但在使用和处理时同样要采取相应的预防措施，所有的操作都应戴上胶皮手套在通风橱中进行。沸点 209 ℃(分解)，闪点 78 ℃，相对密度 1.17。

纯化方法：如果硫酸二乙酯为黑色，应该放在分液漏斗中用冰水洗涤，再用饱和碳酸氢钠溶液洗涤，直到不显酸性，最后用氧化钙干燥，分馏，收集馏分。

14. *N*-溴代丁二酰亚胺(NBS)

NBS 为白色或乳白色细粒结晶，微带溴的气味。溶于丙酮、乙酸乙酯、醋酸酐，难溶于水、苯、四氯化碳、氯仿等。NBS 是一个很有用的溴化剂，它具有高度的选择性，只进攻弱的 C—H 键，即进攻与双键或苯环相连的 α-H。用 NBS 进行溴化需用引发剂，且已证明是通过恒定的、浓度很低的溴进行的。熔点 173～175 ℃，182 ℃时分解。

N-溴代丁二酰亚胺的制备方法：将丁二酰亚胺溶于稍过量的冷的氢氧化钠溶液中(大约为 3 mol/L)，剧烈搅拌下快速加入溶于同体积四氯化碳的 1 mol 的溴(小心)，溶

液析出白色晶体，过滤收集，用冷水洗涤，热水或冰醋酸进行重结晶，即得 *N*-溴代丁二酰亚胺。

15. 乙酸钠

无色无味的结晶体，在空气中可被风化，可燃，易溶于水，微溶于乙醇，不溶于乙醚。但是通常湿法制取的有乙酸的味道。水中发生水解，呈碱性。相对分子质量 82.03，熔点 58 ℃，123 ℃时失去结晶水。市售的乙酸钠可以满足一般用途，如有必要，可将它熔化，保持熔融状态数分钟，以除去在保存时吸收的水分。

无水乙酸钠的制备：将结晶乙酸钠置于蒸发皿中，用小火加热得到无水乙酸钠。盐很快液化，挥发出蒸气，当结晶水几乎挥发完后乙酸钠即固化。为了除去剩余的水分，继续用小火加热固体，同时不断地移动火焰直到固体完全熔化。小心避免将固体过度加热，如果有可燃性气体放出和物质炭化，说明加热过度。将熔融盐固化，趁热用刀或小铲移出蒸发皿，立即研为粉末，密塞保存。

16. 氯磺酸($ClSO_3H$)

$ClSO_2OH$ 是一种无色或淡黄色的液体，具有辛辣气味，在空气中发烟，是硫酸的一个—OH 被氯取代后形成的化合物。分子为四面体构型，取代的基团处于硫酸与硫酰氯之间，有催泪性，主要用于有机化合物的磺化，也用于制取药物、染料、农药、洗涤剂等。

注意事项：处理氯磺酸时必须非常小心，它对皮肤和衣服的腐蚀性很强，可与水发生剧烈反应。如果试剂不纯，可使用玻璃仪器进行蒸馏，收集沸点在 148～150 ℃/100 kPa 的馏分，密封保存。

17. 氯化亚砜

氯化亚砜又名亚硫酰氯，为淡黄色至红色、发烟液体，有强烈刺激气味。可混溶于苯、氯仿、四氯化碳等有机溶剂。遇水发生分解，加热分解。市售化学纯级试剂经重蒸后，纯度符合大部分实验的要求。如需高纯度的氯化亚砜，可直接重蒸或者添加适量喹啉或亚麻油重蒸处理。也可使用硫黄纯化，方法如下：将 50 mL 工业氯化亚砜和 1.5 g 硫黄置于蒸馏瓶中，加热回流 4～5 h 后，用分馏柱分馏 2 次至无色，即得氯化亚砜纯品。

附录Ⅴ　主要基团的红外特征吸收峰

附表 5-1　主要基团的红外特征吸收峰

基团	振动类型	波数/cm^{-1}	波长/μm	强度	备　注
烷烃类	CH 伸	3000~2843	3.33~3.52		
	CH 伸(反称)	2972~2880	3.37~3.47	中、强	分为反称与对称
	CH 伸(对称)	2882~2843	3.49~3.52	中、强	
	CH 弯(面内)	1490~1350	6.71~7.41	中、强	
	C—C 伸	1250~1140	8.00~8.77		
烯烃类	CH 伸	3100~3000	3.23~3.33	中、弱	
	C═C 伸	1695~1630	5.90~6.13		
	CH 弯(面内)	1430~1290	7.00~7.75	中	C=C=C 为
	CH 弯(面外)	1010~650	9.90~15.4	强	2000~1925 cm^{-1}
	单取代	995~985	10.05~10.15	强	
		910~905	10.99~11.05	强	
	双取代				
	顺式	730~650	13.70~15.38	强	
	反式	980~965	10.20~10.36	强	
炔烃类	CH 伸	~3300	~3.03	中	
	C≡C 伸	2270~2100	4.41~4.76	中	
	CH 弯(面内)	1260~1245	7.94~8.03		
	CH 弯(面外)	645~615	15.50~16.25	强	
取代苯类	CH 伸	3100~3000	3.23~3.33	变	3~4 个峰，特征
	泛频峰	2000~1667	5.00~6.00		
	骨架振动($\nu_{C=C}$)	1600±20	6.25±0.08		
		1500±25	6.67±0.10		
		1580±10	6.33±0.04		
		1450±20	6.90±0.10		
	CH 弯(面内)	1250~1000	8.00~10.00	弱	
	CH 弯(面外)	910~665	10.99~15.03	强	确定取代位置
醇类、酚类	OH 伸	3650~3590	2.74~2.79	强	锐峰
	OH 伸	3500~3300	2.86~3.03	强	钝峰(稀释向低频移动)
	OH 伸(单桥)	3570~3450	2.80~2.90	强	钝峰(稀释无影响)
	OH 弯(面内)	~1400	~7.14	强	
	C—O 伸	1250~1000	8.00~10.00	强	
	OH 弯(面内)	~1400	~7.14	强	
	C—O 伸	1125~1000	8.89~10.00	强	
	OH 弯(面内)	~1400	~7.14	强	
	C—O 伸	1210~1100	8.26~9.09	强	
	OH 弯(面内)	1390~1330	7.20~7.52	中	

续表

基团		振动类型	波数/cm^{-1}	波长/μm	强度	备　注
	醚类	C—O—C 伸	1270～1010	7.87～9.90	强	或标 C—O 伸
	脂链醚	C—O—C 伸	1225～1060	8.16～9.43	强	
	脂环醚	C—O—C 伸(反称)	1100～1030	9.09～9.71	强	
		C—O—C 伸(对称)	980～900	10.20～11.11	强	
	芳醚	=C—O—C 伸(反称)	1270～1230	7.87～8.13	强	氧与侧链碳相连的芳醚同脂醚
	(氧与芳环相连)	=C—O—C 伸(对称)	1050～1000	9.52～10.00	中	O—CH_3的特征峰
		CH 伸	～2825	～3.53	弱	
醛类		CH 伸	2850～2710	3.51～3.69	弱	一般～2820 cm^{-1}及～2720 cm^{-1}两个带
	(—CHO)	C═O 伸	1755～1665	5.70～6.00	很强	
		CH 弯(面外)	975～780	10.2～12.80	中	
	饱和脂肪醛	C═O 伸	～1725	～5.80	强	
	α，β-不饱和醛	C═O 伸	～1685	～5.93	强	
	芳醛	C═O 伸	～1695	～5.90	强	
酮类	>C═O	C═O 伸	1700～1630	5.78～6.13	极强	
		C—C 伸	1250～1030	8.00～9.70	弱	
		泛频	3510～3390	2.85～2.95	很弱	
	脂酮					
	饱和链状酮	C═O 伸	1725～1705	5.80～5.86	强	
	α，β-不饱和酮	C═O 伸	1690～1675	5.92～5.97	强	
	β-二酮	C═O 伸	1640～1540	6.10～6.49	强	C═O 与 C═C 共轭向低频移动
	芳酮类	C═O 伸	1700～1630	5.88～6.14	强	谱带较宽
	Ar—CO	C═O 伸	1690～1680	5.92～5.95	强	
羧酸类	(—COOH)	OH 伸	3400～2500	2.94～4.00	中	在稀溶液中，单体酸为锐峰在～3350 cm^{-1}；二聚体为宽峰，以～3000 cm^{-1}为中心
		C═O 伸	1740～1650	5.75～6.06	强	
		OH 弯(面内)	～1430	～6.99	弱	
		C—O 伸	～1300	～7.69	中	
		OH 弯(面外)	950～900	10.53～11.11	弱	
酯类	—C(═O)—O—R	C═O 伸(泛频)	～3450	～2.90	弱	
		C═O 伸	1770～1720	5.65～5.81	强	多数酯
		C—O—C 伸	1280～1100	7.81～9.09	强	
	胺	NH 伸	3500～3300	2.86～3.03	中	
		NH 弯(面内)	1650～1550	6.06～6.45		伯胺强，中；仲胺极弱
		C—N 伸	1340～1020	7.46～9.80	中	
		NH 弯(面外)	900～650	11.1～15.4	强	
	酰胺(脂肪与芳香酰胺数据类似)	NH 伸	3500～3100	2.86～3.22	强	伯酰胺双峰 仲酰胺单峰
		C═O 伸	1680～1630	5.95～6.13	强	谱带Ⅰ
		NH 弯(面内)	1640～1550	6.10～6.45	强	谱带Ⅱ
		C—N 伸	1420～1400	7.04～7.14	中	谱带Ⅲ
氰类化合物	脂肪族氰	C≡N 伸	2260～2240	4.43～4.46	强	
	α、β 芳香氰	C≡N 伸	2240～2220	4.46～4.51	强	
	α、β 不饱和氰	C≡N 伸	2235～2215	4.47～4.52	强	
硝基化合物	R—NO_2	NO_2伸(反称)	1590～1530	6.29～6.54	强	
		NO_2伸(对称)	1390～1350	7.19～7.41	强	
	Ar—NO_2	NO_2伸(反称)	1530～1510	6.54～6.62	强	
		NO_2伸(对称)	1350～1330	7.41～7.52	强	

附录Ⅵ 各种类型质子(H)化学位移代表值

1. 烷烃和取代烷烃中^{1}H NMR 的化学位移

附表 6-1 不同取代基时 CH_3X、CH_2X 和 CHX 的质子化学位移(δ/ppm)

X	CH_3X	CH_2X	CHX
—R	0.9	1.3	1.5
$—CH{=}CH_2$	1.7	1.9	2.6
$—CH{=}CH—CH{=}CH_2$	1.8	—	—
$CH_2{=}CH—CH{=}CH_2$	2.0	2.2	2.3
—CH═N—	2.0	—	—
—C≡CH	2.0	2.2	—
—COOR，—COOAr	2.0	2.1	2.2
—CN	2.0	2.5	2.7
$—CONH_2$，$—CONR_2$	2.0	2.0	2.1
—COOH	2.1	2.3	2.6
—COR	2.1	2.4	2.5
—SH，—SR	2.1	2.4	2.5
—I	2.2	3.1	4.2
$—NH_2$，$—NR_2$	2.1	2.5	2.9
—CHO	2.2	2.2	2.4
—Ph	2.3	2.6	2.9
—Br	2.6	3.3	4.1
—NHCOR，—NRCOR	2.9	3.3	3.5
—Cl	3.0	3.4	4.0
—OCOR	3.6	4.1	5.0
—OR	3.3	3.3	3.8
$—N^+R_3$	3.3	3.4	3.5
—OH	3.4	3.6	3.8
—OAr	3.7	3.9	4.0
—OCOAr	3.9	4.2	5.1
$—NO_2$	4.3	4.4	4.6

注：表中 R 表示烷基，Ar 表示芳香基。

2. 烯氢的化学位移值

附表 6-2　取代基对烯氢化学位移值的影响

取代基	$R_{同}$	$R_{顺}$	$R_{反}$	取代基	$R_{同}$	$R_{顺}$	$R_{反}$
—H	0	0	0	—COOH	1.00	1.35	0.74
烃	0.44	−0.26	−0.29	COOH(共轭)	0.69	0.97	0.39
环烃	0.71	−0.33	−0.30	—COOR	0.84	1.15	0.56
—CH_2O	0.67	−0.02	−0.07	—COOR(共轭)	0.68	1.02	0.33
—CH_2I	0.67	−0.02	−0.07	—CHO	1.03	0.97	1.21
—CH_2S	0.53	−0.15	−0.15	—CON<	1.37	0.93	0.35
—CH_2Cl	0.72	0.12	0.07	—COCl	1.10	1.41	0.99
—CH_2Br	0.72	0.12	0.07	—OR	1.18	−1.06	−1.28
—CH_2N<	0.66	−0.05	−0.23	—OCOR	2.09	−0.40	−0.67
—C≡C—	0.50	0.35	0.10	—Ph	1.35	0.37	−0.10
—C≡N	0.23	0.78	0.58	—Br	1.04	0.40	0.55
—C═C—	0.98	−0.04	−0.21	—Cl	1.00	0.19	0.03
—C═C—(共轭)	1.26	0.08	−0.01	—F	1.03	−0.89	−1.19
—C═O	1.10	1.13	0.81	—NR_2	0.69	−1.19	−1.31
—C═O(共轭)	1.06	1.01	0.95	—SR	1.00	−0.24	−0.04

3. 苯环上质子的化学位移值

附表 6-3　取代基对苯环上质子化学位移值的影响

取代基	Z_2	Z_3	Z_4	取代基	Z_2	Z_3	Z_4
—H	0	0	0	—$NHCH_3$	−0.80	−0.22	−0.68
—CH_3	−0.20	−0.12	−0.22	—$N(CH_3)_2$	−0.66	−0.18	−0.67
—CH_2CH_3	−0.14	−0.06	−0.17	—$NHNH_2$	−0.60	−0.08	−0.55
—$CH(CH_3)_2$	−0.13	−0.08	−0.18	—N═N—Ph	0.67	0.20	0.20
—$C(CH_3)_3$	0.02	−0.08	−0.21	—NO	0.58	0.31	0.37
—CF_3	0.32	0.14	0.20	—NO_2	0.95	0.26	0.38
—CCl_3	0.64	0.13	0.10	—SH	−0.08	−0.16	−0.22
—$CHCl_2$	0	0	0	—SCH_3	−0.08	−0.10	−0.24
—CH_2OH	−0.07	−0.07	−0.07	—S—Ph	0.06	−0.09	−0.15
—CH═CH_2	0.06	−0.03	−0.10	—SO_3CH_3	0.60	0.26	0.33
—CH═CH—Ph	0.15	−0.01	−0.16	—SO_2Cl	0.76	0.35	0.45
—C≡CH	0.15	−0.02	−0.01	—CHO	0.56	0.22	0.29
—C≡C—Ph	0.19	0.02	0	—$COCH_3$	0.62	0.14	0.21

取代基	Z_2	Z_3	Z_4	取代基	Z_2	Z_3	Z_4
—Ph	0.37	0.20	0.10	—COC$(CH_3)_3$	0.44	0.05	0.05
—F	−0.26	0	−0.20	—CO—Ph	0.47	0.13	0.22
—Cl	0.03	−0.02	−0.09	—COOH	0.85	0.18	0.27
—Br	0.18	−0.08	−0.04	—$COOCH_3$	0.71	0.11	0.21
—I	0.39	−0.21	0	—COO—Ph	0.90	0.17	0.27
—OH	−0.56	−0.12	−0.45	—$CONH_2$	0.61	0.10	0.17
—OCH_3	−0.48	−0.09	−0.44	—COCl	0.84	0.22	0.36
—O—Ph	−0.29	−0.05	−0.23	—COBr	0.80	0.21	0.37
—$OCOCH_3$	−0.25	0.03	−0.13	—CH═N—Ph	~0.6	~0.2	~0.2
—OCO—Ph	−0.09	0.09	−0.08	—CN	0.36	0.18	0.28
—OSO_2CH_3	−0.05	0.07	−0.01	—Si$(CH_3)_3$	0.22	−0.02	−0.02
—NH_2	−0.75	−0.25	−0.65	—PO$(OCH_3)_2$	0.48	0.16	0.24

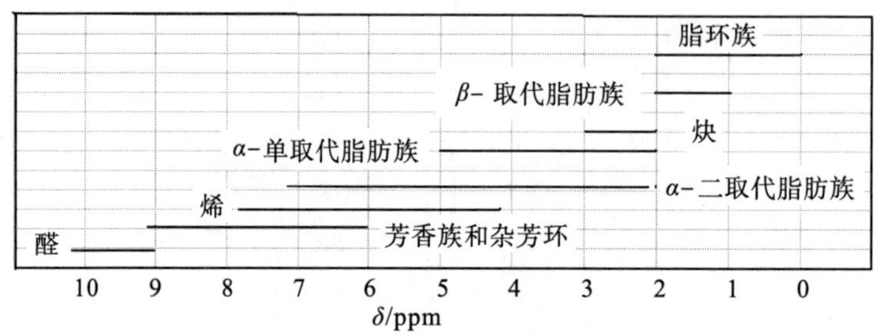

附图 6-1 常见氢核化学位移范围

附表 6-4 常见氢键化学位移(δ/ppm)

化合物类型	化学位移	化合物类型	化学位移
ROH	0.5~0.55	Ar—SH	3~4
ArOH(缔合)	10.5~16	RSO_3H	11~12
ArOH	4~8	RNH_2，R_2NH	0.4~3.5
烯醇(缔合)	15~19	$ArNH_2$，Ar_2NH，ArNHR	2.9~4.8
RCOOH	10~13	$RCONH_2$，$ArCONH_2$	5~6.5
═N—OH	7.4~10.2	RCONHR，ArCONHR	6~8.2
R—SH	0.9~2.5	RCONHAr，ArCONHAr	7.8~9.4

附录Ⅶ　部分常用药物中英文名称

1. 抗感染药物

Amoxicillin(Amoxil)	阿莫西林(羟氨苄青霉素)
Benzylpenicillin(penicillin G)	青霉素(青霉素G，苄青霉素)
Cefalexin(Cephalexin，keflex)	头孢氨苄(先锋霉素Ⅳ)
Amikacin(Amikin)	阿米卡星(丁胺卡那霉素，阿米金)
Gentamicin(Garamycin)	庆大霉素(艮他霉素，正泰霉素)
Spectinomycin	壮观霉素(淋必治，奇放线菌素)
Streptomycin	链霉素
Erythromycin	红霉素(艾狄密新)
Roxithromycin(Rulid)	罗红霉素(罗力得)
Acetylspiramycin	乙酰螺旋霉素(醋酸螺旋霉素)
Tetracycline	四环素(四环素碱)
Oxytetracycline(terramycin)	土霉素(氧四环素)
Chloramphenicol	氯霉素(氯胺苯醇)
Sulfadiazine	磺胺嘧啶(磺胺哒嗪)
Sulfafurazole	磺胺异噁唑(菌得清)
Trimethoprim(TMP)	甲氧苄啶(甲氧苄氨嘧啶)
Furazolidone	呋喃唑酮(痢特灵，富来顿)
Norfloxacin	诺氟沙星(氟哌酸，盐酸诺氟沙星)
Ofloxacin	氧氟沙星(氟嗪酸)
Ciprofloxacin	环丙沙星(环丙氟哌酸，悉复欢)
Metronidazole(flagyl)	甲硝唑(灭滴灵)
Aciclovir(Zovirax)	阿昔洛韦(无环鸟苷)
Moroxydine(ABOB)	吗啉胍(病毒灵)

2. 抗疟疾药物

Chloroquine	氯喹(氯奎宁)
Nitroquine	硝喹(复方硝喹片)
Piperaquine	哌喹(磷酸喹哌)
Malaridine(pyronaridine)	咯萘啶(疟乃停)

Quinine(Chinine)	奎宁(金鸡纳霜)
Artemether	蒿甲醚(青蒿素甲醚)
Artemisinin(Arteannuine)	青蒿素(黄花蒿素)
Primaquine	伯氨喹(伯喹，伯胺喹啉)
Pyrimethamine(Daraprim)	乙胺嘧啶(达拉匹林)
Fansidar	治疟宁(凡西达)

3. 驱肠虫药物

Piperazine	哌嗪(驱蛔灵，胡椒嗪)
Pyrantel	噻嘧啶(抗虫灵)
Levamisole	左旋咪唑(驱钩蛔)
Albendazole(Zentel)	阿苯达唑(肠虫清)

4. 解热镇痛药物

Aspirin(Acetylsalicylic Acid)	阿司匹林(乙酰水杨酸)
Paracetamol(Acetaminophen)	扑热息痛(对乙酰氨基酚)
Ibuprofen(Brufen)	布洛芬(芬必得，异丁苯丙酸)
Ketoprofen(Profenid)	酮洛芬(优洛芬)
Pethidine(Dolantin)	哌替啶(杜冷丁)

5. 呼吸系统用药

Codeine(Methylmorphine)	可待因(甲基吗啡，镇痛剂)
Pentoxyverine(Carbetapentane)	喷托维林(咳必清)
Dioxopromethazine	二氧丙嗪(克咳敏，盐酸二氧丙嗪)
Salbutamol	沙丁胺醇(舒喘灵)

6. 消化系统用药

Multienzyme tablets	多酶片
Domperidone	多潘立酮(吗丁啉)
Cimetidine(tagamet)	西咪替丁(甲氰咪胍，泰胃美)
Weisen－U	胃仙 U
Belladonna	颠茄(蓓拉冬娜)
Methylatropine Bromide	溴甲阿托品(胃疡平)
Scopolamine butylbromide	丁溴东莨菪碱(解痉灵)

Metoclopramide(Maxolon)	甲氧氯普胺(胃复安)

7. 外科用药

Alcohol(Ethyl Alcohol)	乙醇(酒精)
Sodium benzoate	苯甲酸钠(安息香酸钠)
Iodine	碘(碘酒)
Hydrogen peroxide	过氧化氢(双氧水)
Permanganate	高锰酸钾(灰锰氧)

8. 皮肤科用药

Fluocinolone	氟轻松(肤轻松)
Clotrimazole(Lotrimin)	克霉唑(氯三苯甲咪唑)
Miconazole	咪康唑(达克宁)

9. 生物制剂

Diphtheria antitoxin	白喉抗毒素
Tetanus antitoxin	破伤风抗毒素
Agkistrodon halys Antivenin	抗蛇毒血清
Rabies antiserum	抗狂犬病血清

主要参考文献

[1]尤启冬. 药物化学实验与指导[M]. 北京：中国医药科技出版社，2008.

[2]金学平，武莹浣. 药物化学实验与实训[M]. 北京：化学工业出版社，2010.

[3]宋海南，刘修树. 药物化学实用技术实训[M]. 无锡：东南大学出版社，2013.

[4]安徽中医学院. 药物化学及药物合成反应实验指导书[M]. 安徽中医学院药物化学－制药工程教研室自编，2008.

[6]徐萍. 药物化学实验教程[M]. 北京：北京大学医学出版社，2010.

[7]杨慧. 药物化学实验[M]. 北京：北京大学医学出版社，2011.

[8]曹观坤. 药物化学实验技术[M]. 北京：化学工业出版社，2008.

[9]威尔弗雷德 LF. 实验室化学品纯化手册[M]. 林英杰，刘伟，王会萍，译. 北京：化学工业出版社，2006.

[10]Louis F F，Mary F. Reagents for Organic Synthesis[M]. New York：John Wiley and Sons. Inc.，1986.

[11]程能林. 溶剂手册[M]. 北京：化学工业出版社，2008.

[12]Dudley H W，Ian F. 有机化学中的光谱方法[M]. 王剑波，施卫峰，译. 北京：北京大学出版社，2001.

[13]Gauglitz G，Vo-Dinh T. Handbook of Spectroscopy[M]. Weinheim：Wiley-Vch GmbH & Co. KGaA.，2003.

[14]史志祥，龚长华，裴瑾. 药学英语[M]. 北京：人民卫生出版社，2011.

[15]章国斌. 药学英语[M]. 北京：中国医药科技出版社，2000.

[16]薛永强，王志忠. 现代有机合成方法和技术[M]. 北京：化学工业出版社，2003.

[17]张三奇. 药物合成新方法[M]. 北京：化学工业出版社，2009.

[18]吉卯祉. 药物合成[M]. 北京：中国中医药出版社，2009.

[19]李好枝. 体内药物分析[M]. 北京：中国医药科技出版社，2009.

[20](美)西尔弗斯坦(Silverstein，R.)等. 有机化合物的波谱解析[M]. 药明康德新药开发有限公司分析部译. 上海：华东理工大学出版社，2007.

[21]杨小青，黄文霞，罗一帆. 高校实验室三废来源及防治管理[J]. 实验室研究与探索，2011，08：423－425.

[22]陈萍. 实验室三废处理的一些方法[J]. 品牌与标准化，2011，24：59－60.

[23]叶继. 实验室三废的处理方法及管理上的探讨[J]. 环境，2006，S1：86－87.

[24]买文鹏. 高校有机实验室三废的处理浅析[J]. 广东化工，2012，04：112，114.

[25]江玉萍. 实验室废弃物回收与处理的原则及方法[J]. 实验教学与仪器，2011，Z1：116－118.

[25]彭彬. 化学实验室“三废”的处理方法[J]. 四川环境，2004，06：118－121.

[27]Buxton S R，Roberts S M. Guide to Organic Stereochemistry[M]. 宋毛平等译. 北京：化学工业出版社，2007.

[28]邢其毅，裴伟伟，徐瑞秋，等. 基础有机化学第 3 版[M]. 北京：高等教育出版社，2005.

[29]黄量，戴立信. 手性药物的化学与生物学[M]. 北京：化学工业出版社，2002.

[30]华维一. 药物立体化学[M]. 北京：化学工业出版社，2005.

[16]陈立民，张力学，华苏明，等. 有机立体化学原理及应用[M]. 兰州：甘肃科学技术出版社，1996.

[17]林国强，孙兴文，陈耀全. 手性合成：不对称反应及其应用[M]. 北京：科学出版社，2013.

[18]肖佳薇，朱团，潘亮，等. 乙酰水杨酸制备实验的改进[J]. 科技创新与应用，2013，26：296.

[19]曾红，周秋贵. 对乙酰氨基酚合成工艺研究[J]. 广东化工，2013，18：30－31.

[20]张彩华，张晓萍. 乙酰水杨酸(阿斯匹林)的制备[J]. 萍乡高等专科学校学报，2006，06：67－68.

[21]耿涛，蔡红，蔡艳飞. 乙酰水杨酸的制备[J]. 光谱实验室，2012，02：1102－1105.

[22]王洪波，程时标. 对乙酰氨基酚的合成[J]. 化学工程师，2004，03：25－27.

[23]龚大春，周强，胡为民，等. 对乙酰氨基酚的合成新工艺研究[J]. 吉林化工学院学报，2000，02：9－11.

[24]唐刚华，姜国辉，王世真，等. 阿魏酸盐的合成及药理作用研究[J]. 中国药学杂志，1999，10：51－53.

[25]郭玉麟，钟三保. 阿魏酸哌嗪的合成及其药理与临床研究[J]. 华西药学杂志，1987，01：52－54.

[26]董雪伶，李振志. L－精氨洛芬制备工艺的研究[J]. 山东医药工业，2000，01：15－16.

[27]董雪伶，徐砚珂，李振志. L－精氨洛芬的制备[J]. 中国医药工业杂志，2002，02：8－9.

[28]杨艺虹，杨建设，张珩. 不对称转换法制备 D-(－)-苯甘氨酸. 中国现代应用药学，2003，20(5)：359.

[29]Chikara H，Ryuzo Y，Masanori T，et al. Racemization of optically active amino acid salts and an approach to asymmetric transformation of DL-amino acids[J]. Bull. Chem. Soc. Jpn，1983，56：3744.

[30]Shirawa T，Sakata S，Fujishima K，et al. Asymmetric transformation of(*RS*)-2-phenylglycine via formation of salt with(1*S*)-10-camphorsulfonic acid[J]. Bull. Chem. Soc. Jpn，1991，64：191.

[31]庄有才. 左旋苯甘氨酸的制备方法：中国，CN1030573A. 1989-1-25.

[32]王益，毛耀明，辛其铭，等. D-(－)-1-苯甘氨酸的制备方法[P]:中国，CN1552694A.

[33]马艳. 扑炎痛合成工艺优化[J]. 化工时刊，2014，03：19－20.

[34]李晓媛. 扑炎痛的合成研究[J]. 化工管理，2014，14：122.

[35]韩长日. 扑炎痛的合成新法[J]. 精细石油化工，1994，01：45－47.

[36]於燕荪. 水杨酰苯胺的合成[J]. 中国药学杂志，1958，10：471－473.

[37]东湖化工厂中试室. 一步法合成水杨酰苯胺试验[J]. 广州化工，1979，01：23－24.

[38]梁久来，胡冬华，杨淑臣，等. 新药阿司匹林镁脲的合成研究[J]. 中国药物化学杂志，2002，03：19－20.

[39]黄生建，陈侠，姜辉，等. 盐酸金刚乙胺的合成[J]. 中国医药工业杂志，2008，10：725－726.

[40]蔡小华，刘志华，胡薇. 盐酸金刚乙胺的合成[J]. 化学研究与应用，2003，01：125－126.

[41]蔡小华，刘鸿，姬明理. 盐酸金刚乙胺的合成[J]. 中国医药工业杂志，2000，10：2－3，46.

[42]王锡珍，崔立华，郭安齐，等. 氟哌酸聚乙二醇酯类药物的合成研究[J]. 河南职工医学院学报，2000，03：34－26.

[43]詹长娟，徐伟，王华，等. 磺胺醋酰钠合成工艺的改进[J]. 应用化工，2015，01：119－121.

[44]刘座杓. 浅谈药物化学实验中磺胺醋酰钠的合成[J]. 中国石油和化工标准与质量，2012，16：30.

[45]何黎琴，完茂林. 磺胺醋酰钠合成路线改进[J]. 安徽化工，2003，02：16－17.

[46]王淑月，张二巧，袁志法. 磺胺醋酰合成技术研究[J]. 河北科技大学学报，2005，02：124－126，145.

[47]麦禄根，等. 有机合成实验[M]. 北京：高等教育出版社，2002.

[48]刘永琼，胥海滨. 琥珀单酰诺氟沙星的合成[J]. 中国医药工业杂志，1998，29(7)：295－296.

[49]丁常泽. 苯佐卡因的实验室合成方法研究[J]. 当代化工，2009，38(3)：228－271.

[50]张斌，许莉勇. 苯佐卡因合成方法的改进[J]. 浙江工业大学学报，2004，32(2)：143－145.

[51]于丽颖. 苯佐卡因的合成[J]. 广州化工，2012，40(24)：112－113.

[20]刘太泽，肖鉴谋，刘奉强，等. 苯佐卡因合成工艺的改进[J]. 化工中间体，2009，09：34－37

[52]李春秋，贺曾佑. 非甾体抗炎药联苯丁酮酸的合成[J]. 医药工业，1981，09：14.

[53]孟祥福. 联苯羰基丙酸的合成工艺研究[J]. 河北化工，2012，02：20－21.

[54]梁久来，胡冬华，杨淑臣，等. 新药阿司匹林镁脲的合成研究[J]. 中国药物化学杂志，2002，03：19－20.

[55]蒋琪英，张玉芝，雷登武，等. 乙酰水杨酸配合物的合成与应用研究现状[J]. 化工中间体，2007，08：26－30.

[56]刘达波. 固体酸 SO_4^{2-}/Silinaite 催化制备乙酰水杨酸及阿司匹林锰的合成初探[D]. 南昌：南昌大学硕士学位论文，2008.

[57]刘涛，魏冬，姜波，等. 阿司匹林铜(Ⅱ)配合物的合成、晶体结构和抗肿瘤活性[J]. 应用化学，2014，03：296－302.

[58]黄海英，胡聪，郄文娟. 药物化学设计性实验初探——以阿司匹林的制备为例[J]. 卫生职业教育，2012，06：82－83.

[59]李红霞，刘瑞江，汤建，等.《药物化学》设计性实验的教学研究[J]. 中国科技信息，2012，21：200.

[70]迟彩霞，乔秀丽，陈洪玉，等.《阿司匹林合成》设计性实验教学的实践体会[J]. 广东化工，2012，14：172，168.

[71]段建利，束家有. 药物化学设计性实验的开设和教学效果[J]. 大学化学，2010，02：16－19.

[72]单静静. 药物化学实验教学的改革分析[J]. 中国科技信息，2010，24：207－208.

[73]单静静.药物化学合成实验教学的改革探索[J].科技信息，2010，32：313.
[74]盛荣，刘滔，胡永洲.药物化学设计性实验的开设和探索[J].现代医药卫生，2011，16：2535－2536.
[75]伍小云，陈之朋.药物化学设计性实验探索[J].中国现代医生，2008，27：135－136.
[76]周玉平，罗艳，张万金.浅谈药物化学实验教学的改革[J].广东药学院学报，2008，04：376－377，384.
[77]侯甲福，李雪梅，董毅.浅谈药物化学设计性实验教学改革[J].科技信息，2009，02：608.
[78]周小平，张明，杨晓虹，等."设计性"药物化学实验教学的初探[J].吉林粮食高等专科学校学报，2003，03：23－26.
[79]肖遐，刘芳洁.双丙戊酸钠的合成工艺研究[J].湖南师范大学学报(医学版)，2014，03：88－90.
[80]曲迪.实验室合成丙戊酸钠条件的探索[J].山东化工，2012，03：30－31，35.
[81]付金广.丙戊酸钠的合成工艺改进[J].山东化工，2012，10：3－4.
[82]周启群，桑海婴，欧加保，等.丙戊酸钠合成工艺改进[J].中国医药工业杂志，1993，08：47－48.
[83]王学勤，田永广.丙戊酸钠合成新工艺[J].中国医药工业杂志，1999，09：7－8.